U0339392

和自己战斗

——我是如何战胜失眠的

陈 湘 著

湖南科学技术出版社
长沙

图书在版编目（ＣＩＰ）数据

和自己战斗 ：我是如何战胜失眠的 / 陈湘著. —长沙 ：湖南科学技术出版社，2022.9
ISBN 978-7-5710-1603-6

Ⅰ．①和… Ⅱ．①陈… Ⅲ．①失眠－防治－普及读物 Ⅳ．①R749.7-49

中国版本图书馆 CIP 数据核字(2022)第 090419 号

HE ZIJI ZHANDOU——WO SHI RUHE ZHANSHENG SHIMIAN DE

和自己战斗——我是如何战胜失眠的

著　　者：陈　湘
出 版 人：潘晓山
责任编辑：杨　颖
出版发行：湖南科学技术出版社
社　　址：长沙市芙蓉中路一段 416 号泊富国际金融中心
网　　址：http://www.hnstp.com
邮购联系：0731-84375808
印　　刷：长沙艺铖印刷包装有限公司
　　　　　（印装质量问题请直接与本厂联系）
厂　　址：长沙市宁乡高新区金洲南路 350 号亮之星工业园
邮　　编：410604
版　　次：2022 年 9 月第 1 版
印　　次：2022 年 9 月第 1 次印刷
开　　本：787mm×1092mm　1/16
印　　张：6.25
字　　数：141 千字
书　　号：ISBN 978-7-5710-1603-6
定　　价：58.00 元

前　言

　　我在 30 岁的时候，也有几年和失眠斗争的经历，吃过很多药，包括许多助眠食品、红酒、物理治疗等都尝试过，都没有达到治愈的目的，为了治疗失眠，我自学心理学，也和许许多多的失眠者交流过，并且还考取了心理咨询师资格证书，对失眠可以说很了解了，但也并不是了解失眠就可以不失眠。

　　我的三妹曾经失眠很严重，有段时间有自杀的倾向，我母亲特别担心她出事，母亲每次从三妹家离开，总会在楼下看很久很久，看灯熄了吗？心里记挂着三妹睡了吗？会不会出什么事情？有一次坐出租车，我三妹一时想不开想要跳车，还好我弟弟也在车上，拼命地抱着她，否则后果不堪设想。她出门要自带枕头、被子，要在很安静的地方睡觉，对床上用品很挑剔，造成很多不便。有人说睡前喝红酒可以治疗失眠，一开始我妹妹每晚睡前喝一小杯，有点效果，但酒量越喝越大，发展到每晚睡前要喝半斤红酒，而且效果也不明显了。直到 2016 年，我三妹的女儿考上了清华大学，很奇怪，没多久我三妹的失眠症状竟然就好了，这么多年了，偶尔也有睡不好的时候，但没有以前那么严重了。

　　三妹从和前夫离婚后，就压力很大，怕社会上的人看不起自己，自己一个人带着女儿，一门心思都花在女儿身上，小学、初中、高中，随着学习地点的变换，家也变换了很多次，所有的寄托都放在女儿身上，还要赚钱养家，十几年来特别不容易，一直以来都是在巨大的压力下生活，最终导致失眠。在女儿考上了清华大学后，心情好了，一切寄托和期待都得到了答案，对自己、对孩子、对家人、对亲友都有了一个圆满的交代，所以，压力得到了释放，付出得到了回报，睡眠慢慢就好起来了，心安了，一切都回归平静，心安即归处。

综合许许多多的失眠案例，结合我自己的失眠经历，最终我得出结论：失眠，失的不是睡眠，而是心。

所有失眠的朋友，都有或多或少的紧张、焦虑。

也就是说，失眠的最终根源是"焦虑、紧张、不安、压力"等情绪所导致的。

陈湘

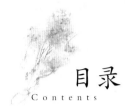

目录
Contents

01
了解失眠
/01

02
失眠到底是什么
问题？
/03

03
失眠者吃药的问题
心理
/05

04
失眠者不用害怕吃药，
但要有方法
/07

05
幸福很贵
/10

06
烦恼才是祸首
/11

07
你有值得信赖的朋
友吗
/13

08
和心对话
/15

09
爱可以缓解失眠
/16

10
睡前放松
/17

11
思考自己现实中的生
活方式
/18

12
和自己战斗
/19

13
现实中的自己和希望
中的自己
/20

14
在爱情中经常出现的
困惑和焦虑
/21

15
思维转换
/23

16
解决烦恼
/24

17
失眠者的几大类群
/25

18
越压抑，越焦虑
/26

19
让自己放下
/29

20
现在的失眠是过去生活的结果
/30

21
没有不痛的伤
/32

22
接受当下的自己
/34

23
失眠和现实的关联
/36

24
失眠的夜晚问自己
/38

25
小改变大收获
/39

26
和失眠者交流
/41

27
失眠者和游泳者的关系
/43

28
做一件自己喜欢的事情
/44

29
放下自己的"面子"
/46

30
用爱治愈失眠
/47

31
失眠的时代
/48

32
当天的事情尽量做完
/51

33
寻找可以信赖的朋友
/52

34
失眠者的家人也要改变
/54

35
善良掩盖下的废话
/55

36
有效沟通
/56

37
许多失眠者没有得到
正确的治疗
/58

38
认知行为疗法
/60

39
我的失眠经历
/61

40
致失眠者
/68

41
失眠者的痛苦
/69

42
失眠者的工作困惑
/70

43
一个人一天到底睡多
久才正常
/71

44
不同年龄段的睡眠
变化
/72

45
睡梦中的身体活动
/74

46
分析自己的睡眠历史
/76

47
睡眠日记
/82

48
失眠者自我疗愈的
步骤
/84

49
改变消极的想法
/85

50
养成健康的睡眠习惯
/88

51
对睡眠的认知 1
/90

52
对睡眠的认知 2
/92

53
对睡眠的认知 3
/94

54
失眠与紧张的情绪
/96

55
大脑放松的一些方法
/99

56
腹式呼吸
/101

57
运动和睡眠有关
/103

58
医生和药
/105

59
成功治疗失眠的 15
条法则
/107

60
改变习惯从"嘴"
开始
/109

61
睡眠环境
/111

62
心理测试 1
/113

63
心理测试 2
/115

64
心理测试 3
/117

65
布钦疗法
/119

66
给自己留下进入睡眠
的时间
/121

67
认识睡眠
/123

68
慢性失眠
/126

69
安眠药
/129

70
评估睡眠日记
/131

71
不健康的情绪与利他
行为
/133

72
失眠者一定要学习松
弛疗法
/136

73
松弛疗法
/138

74
自卑的人
/141

75
不要勉强自己入睡
/143

76
对失眠的恐惧
/144

77
规律作息
/146

78
设定自己的目标要结
合实际情况
/147

79
做一个真实的自己
/148

80
得不到的东西就不要
强求
/150

81
人都害怕失败
/151

82
不要刻意地交往
/153

83
放过自己
/154

84
对自己负责任
/156

85
不要渴望像别人一样
活着
/158

86
实在忍不住就发泄吧
/160

87
不要嫉妒和炫耀，做
一个内心强大的人
/161

88
要有睡得着的自信
/163

89
条件性失眠
/165

90
做一个自律的人
/167

91
做一个可以控制情绪
的人
/169

92
焦虑
/173

93
冥想
/175

94
相信"相信"的力量
/181

95
抑郁症的症状
/182

96
战胜失眠的步骤和
疗法
/184

后记
/188

01 了解失眠

　　在所有的失眠患者中，有些是身体疾病导致的失眠，这类失眠患者需要在正规的医院治疗，把身体疾病治好后，失眠慢慢就会好转。在这本书里我讲解的失眠，是心里的紧张、不安等情绪原因造成的，在现实生活中，由心理原因导致的失眠占绝大多数，失眠症在全世界蔓延，最关键的是我们对失眠的重视还远远不够，许许多多的失眠者得不到正规的心理治疗。在这本书里，我详细地讲解是什么诱发了失眠，如何将人们从短期的失眠带入慢性失眠的泥沼里，最后在安眠药和失眠的压力下痛不欲生。从亲身经历结合理论知识，加上和众多失眠者的交谈中，我总结了一套自我疗愈的方法，希望失眠的朋友们能够在正确的引导下，从身体到心灵的强大，最终达到自我疗愈的目的。

　　我们要治疗失眠，首先就要了解失眠，了解自己是什么原因造成的失眠，这很重要。有些人所谓的失眠只是自己认为的失眠，即"假性失眠"。所以，了解为什么失眠？是否属于失眠？是治疗失眠最重要的第一步。

了解失眠的四要素：

1 　　如果每天的睡眠时间有 4 小时以上，不用紧张，放松自己，加强锻炼，给自己放假休息一段时间，换一种生活模式也许会有效果。

2 　　每晚难以入睡或者是睡着后很容易醒来，白天精神不好，昏昏沉沉的，真正躺在床上又睡不着，这就需要引起注意。建议全面检查身体，要清楚是否由身体疾病引起失眠，许多身体疾病都会引起失眠，紧张焦虑，所以先要检查身体，如果生病了先治好身体上的疾病，失眠症状也就会慢慢消失。

3 　　如果身体没有疾病，那就思考下自己是否近段时间压力很大，很多事让自己很烦，或者正遭遇不幸，等等，是否是压力和烦恼所致的失眠。

4 　　如果经常每晚的睡眠时间不足 3 小时，白天精神不好，而且心情很糟糕，不想见人，也不是身体疾病原因导致，那就应该是我们所说的"慢性失眠"。

　　如果你的失眠情况和第 3、4 点要素对上号，那就是失眠症。

02 失眠到底是什么问题?

对于失眠的人来说，失眠都是自己内心出了问题，失眠给我们带来了痛苦，但我们要好好想想，是否在失眠之前我们就已经有许多的烦恼和不安呢?

要想治好失眠，睡个好觉，首先要解决心里的烦恼和不安。吃安眠药只能解决当天睡觉的问题，第二天我们又是一样地需要面对呆望天花板的日子。

失眠不是丑事，也不要害怕，没有经历过失眠的人是不知道失眠的痛苦。小孩子睡不着有妈妈哄着入眠，我们长大了睡不着不是很正常吗?失眠者也需要交流，需要爱。许许多多的失眠者把自己锁在封闭的小空间里，不想见人，没有自信等心理问题众多。越是失眠就越压抑自己，越压抑自己就越焦虑，越焦虑就越失眠，失眠就是典型的紧张、焦虑、烦恼、不安、压抑等心理情绪的恶性循环导致的结果。

失眠本身不是太大的问题，过于关注才是真正的问题。

失眠的问题就是心灵的问题，要明白自己为什么失眠，把失眠的根源找出来，想通想透，解决它，解决不了就接受它。

失眠不是噪声、不是床被、不是看手机，更不是简单地睡前喝了茶水等外在因素就导致了失眠，而是你自己的心所致。那么我们的心为什么出了问题呢？这就是我们要找的真正问题，从什么时候、什么事件导致我们的内心出现问题？解决了心理问题，失眠就迎刃而解了。

失眠的夜晚，我们要好好思考，我们从什么时候开始失眠？那段时间在我们身上到底发生了什么事情？答案就是我们为什么失眠的真正原因。

03 失眠者吃药的问题心理

在所有的失眠者中，有一个共同点，失眠者在睡前都担心自己是否睡得好，有意无意让自己进入到紧张的情绪中。有的人会告诉自己"今天应该会谁个好觉"，其实这样的心理才是真正影响睡眠的真凶。谁都希望睡得好，白天精神饱满地去工作，越害怕越睡不着，越睡不着越害怕，形成了恶性循环，最后根本控制不了自己的情绪，越不想就是越要想，越想就越清醒，一晚上就这样过去了。

中国人失眠高发期的年龄段一般在 25 岁到 50 岁之间，养家糊口、孝敬老人、教育小孩等每一项都不容易，特别是在教育小孩上面，不仅仅大人压力大，小孩子也一样压力很大，没完没了的学习，各种各样的培训，家里有一个小学生，等于家长也要再读一次小学，由于自己小孩读书的压力导致的失眠，在失眠者中所占的比例不小。特别是疫情暴发后，许许多多的人失去了工作的平台，没有了收入，对于等米下锅的朋友这无疑是雪上加霜。日本有一项统计称，日本失眠人口占总人口的 15%，大部分的小学生都有睡眠障碍，占失眠人群中的 3%。针对失眠我们国家暂时还没有专门统计的机构，无法统计我国失眠人群的具体数目。但是医疗机构对于镇静药的使用有监管，我们国家的镇静药是处方药，药店不能卖，只能在医院找医生开具，从各大医院开出镇静药的数据来看，我们国家有失眠问题的人群大约在 1.1 亿人。

失眠者长期睡不好，对自身的形象、身体健康、工作状态等都会影响巨大，直接导致失眠者的心理非常脆弱敏感，自信心消失，对事物没有耐心。

失眠者大部分都有吃安眠药的经历，几十年前，人们对安眠药的认知还没有现在这么深刻，不知道安眠药有哪些副作用，现在慢慢地人们对于失眠有了一定了解，心脏病、呼吸障碍等疾病患者都需要在医生的指导下使用安眠药。现在大家都知道安眠药有副作用，但和整晚睡不着来比，安眠药的副作用只是小儿科，不算问题，但安眠药有上瘾的问题，而且量会越来越大，这才是真正的问题所在。如果在失眠的日子里需要不断增加安眠药的剂量，那是很可怕的，大量使用安眠药会有生命危险，患者身体和精神上都将承受巨大的压力。所以最后失眠者一边恐惧失眠，一边害怕严重的安眠药依赖，患得患失中失眠会更严重。所以，失眠者内心的调整才是治疗失眠最关键的第一步。

04 失眠者不用害怕吃药，但要有方法

当你每晚很难入睡，第二天昏昏沉沉地没有精神，影响正常生活，在没有开始学会正确的疗愈方法的时候，还是要去医院看医生，在确定自己失眠的情况下，建议吃点安眠药，我自己以前吃过一种安眠药"阿普唑仑"，这种安眠药效果还可以，而且副作用不大。

失眠者记住一个重点，不要对吃药有担忧，如果不吃药，通宵睡不着的危害比吃安眠药的副作用的危害大多了。

为了避免吃镇定类安眠药上瘾，我有一个小技巧：买几种安眠药，一种吃两天，一段时间后一定要减量。我以前刚开始每晚睡前一粒（阿普唑仑），睡眠状况好了一段时间后，每晚就减量吃半粒（阿普唑仑），之后每晚三分之一粒，加上不断地做放松疗法自我疗愈，最终不吃药也可以睡个好觉，我完全战胜了失眠。

我们不要过于关注没有睡好的夜晚，坚信一点，今天没有睡好，明天肯定能睡个好觉，因为人不可能不睡觉。

失眠严重的朋友，除了积极治疗外，我认为更重要的是转换一

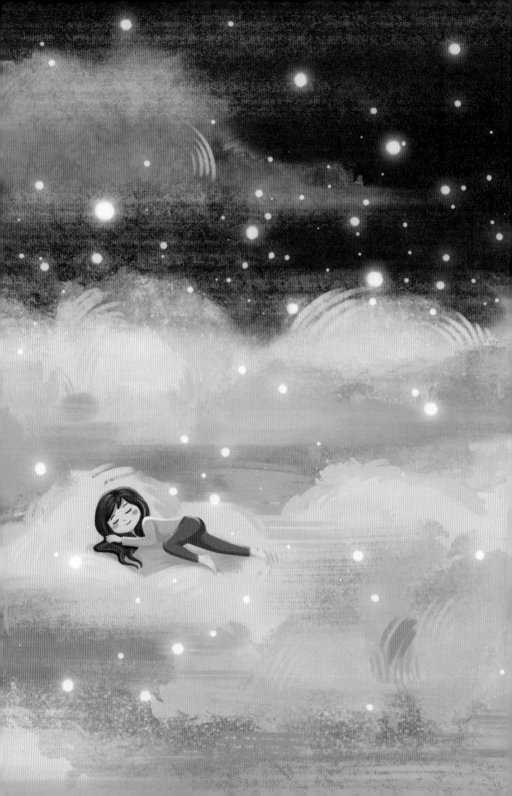

种生活方式，这很重要，重新调整自己原来的生物钟，因为原来的生物钟本身就出问题了，有条件的出去走走，泡泡温泉、旅游观光等，给自己一段假期，休整休整，也许你会有意想不到的收获。

转换环境很重要，把自己原来失眠的环境调整，因为原来的生活让自己失眠了，肯定出现了问题，除了找出自己心里的问题之外，不断调整自己的生活状态，转换心情，为自己找一个睡好觉的理由。

05 幸福很贵

幸福很贵的，你有再多的资产和金钱也买不到。幸福又很简单，每天睡个好觉，精神抖擞地面对每一天。

失眠者最大最珍贵的幸福就是能睡个好觉。

06 烦恼才是祸首

如果你为了生存而不得不讨好你的老板，如果你为了生活不得不向不喜欢的人低头，烦恼和不安就会潜伏在你的内心深处，如果得不到及时的释放，总有一天会影响你的身体健康。

一个小孩子从不在父母面前撒娇，不是说明这个孩子很懂事，而是说明孩子害怕撒娇，认为只能处处认真，父母才会喜欢自己，你说孩子能没有烦恼吗？

现在许许多多的职场男女，认认真真地做事，一丝不苟，其实内心深处只是想得到上司的认可，只是想有一份优厚的待遇，为了生存，放下了自我，烦恼和不安是肯定的，只是在内心深处。

现在的人结婚年龄越来越晚了，不是因为不想结婚，而是因为自己的身边没有合适的，都很忙，忙得没有时间去认识新朋友，因为工作只能在自己的生活圈子里转来转去，一晃眼就到了三十岁的年纪了，烦恼肯定已经扎根在自己的内心深处。我二嫂经常要我劝劝她的儿子，要好好谈朋友，马上结婚，不然她怕以后儿子年龄大了找不到对象，虽然她的儿子还只有 25 岁。你说她的儿子没有烦恼吗？不是他不谈，总要有合适的女孩，总要有个机会谈啊，你看看现在的婚姻介绍机构越来越红火，就是现实中很难碰到合适的、可以去追的潜在对象。我侄子给我讲，经过统计，我们村里从25岁到40岁的有160多个单身汉，女孩都出去了，外面的世界海阔天空，优秀的女孩追的人多，都选择留在城市不回来了。现在农村男人多女孩少，光棍越来越多，这些家庭一家人都焦虑，要赚钱养家，要结婚娶妻，等等，谁不烦恼呢？

工作恋爱、老人孩子、房子车子、家庭，你能停下来思考吗？

反思自己的生存方式，让自己的思维发生改变，接受现实中的自己。

烦恼就是影响失眠的罪魁祸首。

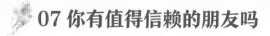

07 你有值得信赖的朋友吗

你有值得信赖的朋友吗？困难时他（她）能安慰你，痛苦时会照顾你，创业时能够帮助你，在你最需要的时候为你加油。

许许多多的失眠者没有真正的朋友，他们孤独而烦恼，痛苦没有自信，所以在交朋友方面也没有信心。朋友在人的一生中必不可少，朋友对每一个人都是非常重要的存在，特别是失眠者更需要真正的朋友，能和他们交心，能把自己的不快和他们倾诉，所以，结交几个真正的朋友对于失眠者很重要。失眠者打开心门，卸下重担，放下烦恼和不安，这需要失眠者和身边的人多交流，把自己不好的情绪发泄出来。

失眠的人需要关怀，需要倾诉，需要有人能走进他们的心中。看看那些自杀的抑郁症患者，他们基本没有朋友，孤独中走向了生命的终点。没有人为他们打开心门，没有人听他们倾诉，人们不尊重他们的存在，在这些抑郁症患者的心中，生命的存在就是累赘，这种"死了比活着好"的思想得不到纠正，最后一个人默默地走上了不归路，其实作为他们自己，不会很难过，因为他们的心已经死了，但如果有人能及时地走进他们心中，及时地纠正这种极端的想法，也许他们的生命还会精彩，他们的人生还会有欢笑。

1　这个世界上有多少美好就有多少烦恼。

2　失眠的人都需要一个值得信赖的朋友，痛苦时有人照顾你，困难时有人安慰你，创业时能够帮助你，这个人有没有在你身边，直接决定你是否有安全感，这个人很重要。

3　大多数人都会面对许许多多的困难，担心这些困难是否能够得到解决而睡不着。这些朋友大多数从小时候就"很听话很乖"，安全感缺失，现实中缺少信赖的人。

08 和心对话

日本的一位睡眠大师说："失眠就是我们在错误地应对孤独和烦恼时产生的深刻的自卑感导致的，我们过于在乎别人的感受，让自己内心保持紧张和不安状态，其结果就是更加地孤独和烦恼，最终导致失眠。"根据我的个人失眠经历和总结，事实上确实如此。我们在面对失败和挫折的时候，或者是遇到特别重大的且自己无法解决的问题时，我们会彻夜难眠，思考如何解决问题，这是正常的思维，但长期这样焦虑和紧张的人，不会放松自己，不会为自己卸下担子，最终导致了失眠。

要想睡好，就要直面自己内心的问题所在，不敢直面自己的内心，内心无法得到安宁，肯定难以入睡。先要解决心的问题，到底我在想什么？是什么影响我的睡眠？想清楚了，想明白了，你的失眠就好了一半，剩下的一半就是改变了。

09 爱可以缓解失眠

从 2011 年我开始出现睡眠障碍，并且越来越严重，那时我正经受严峻考验，事业出现重大问题，项目资金断链，几百号人要吃要住要工资，欠款收不回，欠的账要还，每天都压力很大，吃不好睡不好，一躺在床上就像放电影一样，所有的问题都在脑海中呈现出来，慢慢地越来越严重，一晚一晚地睡不着，什么方法都用过了，没有用，但我知道，我的失眠是因为压力导致的。我花了相当长的一段时间终于想通了，想透了，该是你的就是你的，不是你的不强求。后来，我慢慢接受现实，从头开始，摆正心态，慢慢地失眠的问题就好多了。

朋友，如果你正经受苦难，没关系，那是生活对你的考验，所有的一切都是自己应该接受的，好好爱自己，爱家人，这些人才是你最后的财富，心灵的港湾，用爱战胜失眠，有爱的人才会有好运。

10 睡前放松

　　睡眠不好是单纯的事实，但身体上会由此而痛苦，因为失眠的人会把睡眠不好转变为肉体的痛苦，很在意自己的状态，而肉体的痛苦唤醒了对过去辛酸不安的记忆，因此，当你发现自己睡不好的时候，心里就涌现出了恐惧不安和紧张，进而产生一躺上床就想马上躺着的焦虑感。失眠对有睡眠障碍的人和没有睡眠障碍的人来说，意义完全不同，对于没有睡眠障碍的人，他们不觉得有什么问题，偶尔睡不着很正常，对于有睡眠障碍的人来说，睡不着就唤醒了失眠的恐惧。睡得着的人在睡眠中恢复能量，通过睡眠，自信涌现，精神饱满，开始良性循环；睡不着的人无法入睡，能量得不到恢复，没有自信，越没有自信就越睡不着，陷入恶性循环，所以睡前放松非常重要，主要是心灵的放松。

11 思考自己现实中的生活方式

失眠时，思考自己的生活方式，人生苦恼，不是某一天某一个人影响的，而是一直以来的生活方式的结果。失眠也是一样的，不是一朝一夕产生的，而是有许许多多的事情扎在心里，难以入睡；失恋、负债、生活工作甚至某一件事让你恼火，导致当晚辗转难眠，其实根本原因在于这个人的个人特性，对事情的认知，价值观等方面。由此，想睡着的人睡不着，不想的人却睡了个好觉，这是为自己的生活方式买单，罗马不是一天建成的，失眠也不是一天形成的，现在的状况就是过去生活方式的集合，而你现在要做的事情，可能影响你的未来。如果生活工作不顺利，那么失眠的可能性很大，自我执着的人，很容易把自己逼入死角。

当你怎么努力都没有做好，说明这件事情超出了你的能力范围，所以该放的要放下，就像睡觉，睡不着不要强迫自己睡着，散散步，泡泡澡，听听音乐，也许再次躺上床时，心情就静下来了。

12 和自己战斗

　　所有的失眠者都觉得疑惑，自己怎么会睡不着呢？希望赶快治好失眠，同样是失眠，但每个人的失眠内容不尽相同，失眠，就是和自己战斗。失眠者很难发现自己和自己在战斗，许多人总想自己一个人当两个人用，赶快赚钱，想提高效率，但所有的事都有其合理性，很难一下就能达到自己的目标，因此他们就会很焦虑。现在的社会总是不看过程，只看结果，现在公司都是这样的，只要结果，其实过程对实施者来说很重要。许多人不想工作，不知道什么原因使身体变差？不清楚自己为什么睡不着？出现这样的情况，一般是心里堆积太多的焦虑，就像你身上长了一个疮，长在外面你可以想办法治好，可长在你的内心深处要怎么治疗？其实，放过自己，放松下来，休息一段时间，也许你会觉得休息对你没有意义，但对于失眠者来说，休息的意义重大。为睡个好觉做准备，因为心里堆积的焦虑太多，倍感疲劳，因此，要睡好觉之前，要让身体和心灵得到休息。

13 现实中的自己和希望中的自己

　　每个人都希望自己很优秀，特别是我们中国人，从小看武侠小说、网络小说，都有一个梦，希望自己能是英雄，救助别人，叱咤风云。可实际上的差距很大，许多人都在伪装，假装着很开心、很厉害、很多金、很多资源等，来掩盖自己心里的懦弱。有人说"面子是中国人的精神纲领"，可见咱们国人对面子是多么的看重。"人活脸，树活皮，佛争一炷香，人活一口气"，表面看个个都很厉害，其实许多人都很苦恼辛酸，不敢释放真实的自己，结果就是睡不着觉。失眠者一定要注意，分析下自己失眠的真正原因，把失眠和自己想做的事联系起来，看看自己是否要求过高、活得太累。做回真实的自己，找到适合自己的路，不夸张、不气馁、活在当下，把心里的不安和紧张消除掉，失眠就会得到缓解，失眠症状就会慢慢消失。

14 在爱情中经常出现的困惑和焦虑

两个人在热恋中，最容易让人盲目地对待爱情，而付出真爱的一方更容易焦虑，特别是初次恋爱的人，很容易被对方的外在长相或者是某一方面的优秀特性而吸引，从而将其列为自己心中幻想过千遍万遍的，最优秀的恋人，因此忽略了对方隐藏起来的真实的个性特征。被热恋蒙蔽了眼睛，等到自己付出时间和真情后，慢慢就会发现这个人越来越不像自己心目中想象的那个人，简直就是判若两人，但自己已经深陷其中，难以自拔，特别是付出真感情的一方，很难以割舍，因为自己付出了真感情，一下放弃，觉得自己亏损巨大，左右摇摆，藕断丝连，最后害了自己，由此便会痛苦和不安，难以入眠。

爱情自身是没有章法和规律的，也不会遵守理想的逻辑，因为是爱情，所以难以遵从人们想象中的美好和愿望。许多年轻人的爱情轰轰烈烈，简直天翻地覆死去活来，可一旦双方出现了问题，就会马上引发非常严重的反应，情况变得复杂多变，难以收拾。

在恋爱人的愤怒中，既包含"恨"，也有"爱"。往往付出真爱的那一方，在爱情得不到继续的时候，伤害也很大，这时候出现的焦虑一般会很严重，但只要自己及时调整心态，多和爱自己的家人倾诉，给自己立一个小目标去完成，把心思放在其他的地方去，慢慢地就会得到缓解，但如果调整不当，反而会使焦虑更加严重，最后引发失眠的可能性很大。

15 思维转换

思维方式变了，你的世界就变了。每个人的生活环境、成长经历、教育程度等因素形成了独特的个体，都有自己思考世界的思维方式，如果你觉得自己很苦脑、很累或者很烦的时候，不妨试着转换下自己的思考方式和生活方式，也许你的思考方式变了，你的世界也随之改变。

这个世界上，许许多多的人在父母的宠爱中长大，同样也有许多人在成长过程中并不顺利，因为种种原因在充满着歧视和被人讨厌的环境中长大。但许多人明明在恶劣的环境中长大，自己却以为自己是幸福的，自己不能了解自己内心的声音，在长大后内心深处没有安全感，内心会产生自卑和紧迫感。从小的经历和自己对童年的认知，会反映和影响到自己的一生，原生家庭对一个人的一生都有影响，那些对自己童年的认知有偏差的人，在长大后会经常被自己的情绪所影响。

一般情况下人是可以睡着的，睡不着的人在心里肯定被某一种事情所影响，在现实生活中解决自己生活中的问题，才能解决自己内心潜意识的问题，这就是解决失眠的关键。

16 解决烦恼

　　如果不能解决自己心中的烦恼，长期处于烦恼中，就像胸口有异物压着一样，压在胸口，让你喘不过气来。有些人从小就缺乏爱，心里充满痛苦，直接导致这些人产生严重自卑或者是严重自我夸大的矛盾心理，让他们没有归属感，他们会有意无意地在人群中孤立自己，产生很深的孤独感，最终导致失眠。

　　很多优秀且冷漠的人，大部分从小就缺乏关爱，他们认为只有自我提升能力，自我生存能力的提高，才能让自己有安全感，他们要强而脆弱，优秀而执着，但他们对于失败和挫折的抵抗力很差。这和优秀无关，这是内心深处的孤独和渴望所导致的。

　　解决自己心里的烦恼，解决自己的心魔，需要随时自己反思，自我了解自己内心的问题，自我发现和自我处理调节。越是优秀的人，越要倾听自己内心的声音，了解自己内心深处的孤独和烦恼，要经常自我调整，自我改变。

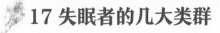 # 17 失眠者的几大类群

1. 特别爱干净的人容易失眠。

2. 气虚、神经衰弱的人容易失眠。

3. 执着而挑剔的人容易失眠。

4. 优秀而对自己期望很高的人容易失眠。

5. 家庭问题多的人容易失眠。

6. 事业很不顺的人容易失眠。

7. 颈椎病严重的人容易失眠。

8. 野心和自己的能力不匹配的人容易失眠。

18 越压抑，越焦虑

无法及时释放自己情绪的人，容易焦虑。这是因为压抑会强化负面情绪，所以，我们需要及时发泄自己的情绪，水多了会溢出缸外，负面情绪多了一样需要释放，长期的负面情绪得不到释放，其结果就是越发焦虑，甚至失眠。

人要挖掘自己内心的声音，知道自己的问题所在，敢于承认自己的问题，对自己诚实会让人成长，接受自己的问题，内心会慢慢强大。

那些整天在想着成为英雄的人，并把自己伪装成英雄，他们是病态的自信，病态的自尊心很强的人。

不要老是评价别人，多思考自己，老是评价别人的人，会因为别人而自卑。要知道了解自己的特长，往自己的优势方向发展，这样才能事半功倍，许许多多的人，会思考许多和自己无关的事情，不切合实际的事情，影响判断，导致事业受挫。就像一个多愁善感的人不去发掘自己作家的潜质，而去朝着政治家的目标努力，其结果可想而知。

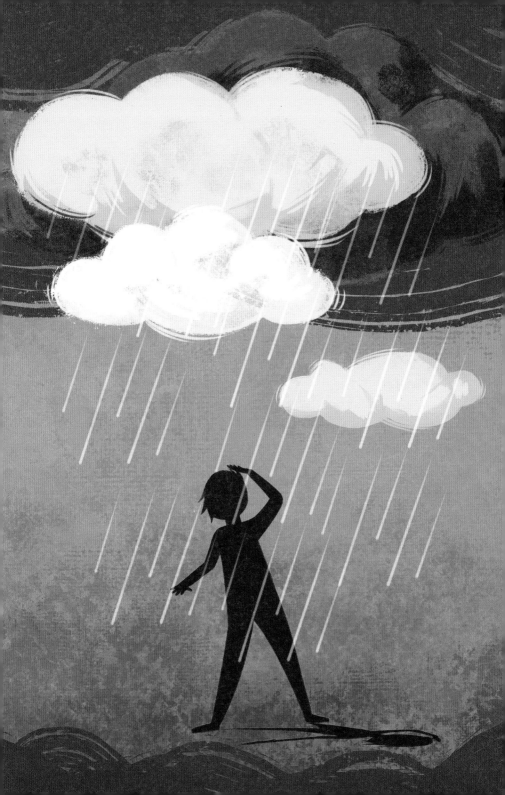

所以，要经常地思考自己，自己是个什么样的人，自己的特长、专业、性格特征，没有认识到自己长处的人，才会和一个完全不一样的人对比，其结果就是产生自卑和浪费时间。

放下骄傲的自己，认识真实的自己，接受真实的自己，坦然面对，压力就会得到释放，焦虑就会得到缓解。

19 让自己放下

人是很复杂的个体，就像你明明和这个人很熟，表面上看起来很好，实际上可能你的内心恨这个人，潜意识里其实对这个人充满敌意。有时候你特别恨这个人，但随着时间推移，慢慢地你又喜欢上这个人，能让自己在潜意识里斗争、憎恨和欣赏的人，可能会是你最需要的亲密的人。

人要认清自己的命运，要改变自己的命运，只有这样你才会强大。就像失眠者一定要有和失眠共存的决心，不要把它当回事，要有"不就是失眠嘛，又不会死"这样的心理。

失眠者大部分都希望得到别人的理解和宽容，失眠者的内心比较脆弱，需要有人和自己一起感受失眠的痛苦，而不是在自己面前说教，但实际上人们会同情看到的别人的不幸遭遇，却不会伸手帮助，大部分都会选择冷漠对待。所以，失眠者只有通过自己的学习和了解，接受自己的遭遇和不幸，接受现实中的自己，和失眠共存。

不要过于紧张，你的心放下了，也许，失眠也可能放过你了。我强调一句话，治疗失眠，就是自己和自己战斗。

20 现在的失眠是过去生活的结果

现在的失眠是过去生活的结果，明白这个道理就不要逃避，逃避只会让自己看不清自己。失眠也是好事，它能让我们深刻思考，失眠的作用就是让我们看清自己的问题，这对我们的人生意义重大，失眠就是我们在现实生活中的生存方式出了问题。

了解失眠比治疗失眠更为重要，接受失眠，和失眠共存，并开始思考自己的问题所在，这样就会理解失眠的意义，就会理解睡不着觉，不会打自己耳光和摔坏家里的东西，理解睡不着的意义后，就会获得充实感和自信，"对于失眠，我不怕你，我已经对你全面了解了，你来我也不怕"。

日本一位睡眠大师说过，"自我充实和自我实现是意识充实和价值充实的结果"。在自我充实和自我实现的过程中，人就会得到身体和精神的双重享受。

反思自己的过往对失眠的人至关重要。许多人其实本身没有什么压力，但由于自己的生活习惯导致了失眠，这种情况比较多，晚上喝酒，吸大量的烟，喝茶和咖啡等，夜夜生活放纵，作息不规律，这样的失眠者其实只要了解了自己的失眠是什么原因造成的，改变生活习惯，解决失眠就不是问题。

现在的痛苦、现在的不幸，都是以前自己的思考方式和行为方式的结果，种什么因结什么果。要找到失眠的原因，去干掉它，然后就能睡个好觉。

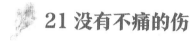

21 没有不痛的伤

　　失眠肯定让你十分烦恼，痛苦无法避免，但要知道，失眠肯定有原因，不要过于责备自己，用正确的态度对待它，用一种平常心去面对，认识自己的过去，觉得自己的过去应该为现在买单，失眠就是人生经历带来的影响，自己当时没有解决生活中的烦恼和痛苦，自己当下就有受苦的必要。

　　睡不着肯定是很烦恼很痛苦的，我以前失眠的那段时间，有时候在凌晨三四点都没有睡着，头昏昏沉沉的，心里的怒火却很旺，看到电视机等在眼前晃过的物品就想摔踢，发泄那种极度的痛苦。心中会想，天一亮还有许许多多的事，这种状态怎么面对明天的工作，这种痛苦我深深地体会过，但我用知识和方法走出来了，正因为对失眠的深刻记忆和对当初失眠的恐惧，我才有想法把自己的经历、经验和学习到的自我疗愈的知识分享给大家。我的失眠经历、经验和知识会帮助到失眠的朋友们，在对抗失眠的日子里不走弯路，在和失眠的斗争中，我学会了如何从失眠的痛苦中自我解救自己，在失眠的夜晚自己能为自己做些什么。

　　我们不要逃避失眠带来的这种痛苦，要以"我可以和失眠共存，可以接受这种痛苦"的决心，同样用这种态度面对人生，这种经历必然会成为你一生中最重要的时光。

当你觉得"自己快撑不下去了，已经没有办法解决自己的痛苦"的时候，自己却没有办法逃避，还要苦苦撑下去，需要自己的坚持才能保全的时候，你会感受到人生的意义所在。

记住一句话：痛苦的尽头就是出路。

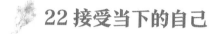

22 接受当下的自己

一个能接受自己的人是不会为失眠而深深痛苦的，就像能够接受失眠的人，是不会为失眠而苦恼。要知道失眠不是一天形成的，因为心中的问题而睡不着，因为睡不着而苦恼，因为苦恼而更加睡不着，因为怕睡不着而紧张，越紧张就越睡不着，这是失眠者的线路图，恶性循环。

不要自我责备，太责备自己的人不接受自己，只会加重失眠，于事无补，失眠的人大多没有安全感。

一个人小时候，父母在他的心目中是保护神，家是安全的港湾，长大后就会安全感十足。从小缺乏父爱、母爱的孩子，缺乏安全感，内心深处会有很深的孤独感。大部分失眠者都内向，或者是表现得十分活泼，希望把自己内心渴望的一面表现出来，其实内心还是懦弱和不安，缺乏安全感，为失眠而痛苦的人一般都缺乏安全感。

有些人从小就没有得到关爱，小时候就知道什么事都要靠自己，没有被别人保护着长大的经历，成年后，就会觉得自己没有任何人可以依靠的，经常会不安、紧张、失眠，他们更容易患上失眠症，所以，要了解自己，从内心接受当下的自己。

那些从小就在父母关爱中长大的人，即使知道明天的路可能会很艰难，但仍然会相信自己能解决，因为从小心中就有个保护神，他们自信从容，所以不会在夜里辗转反侧，夜不能寐，依然还能睡得着觉，不会太过于紧张和焦虑。

23 失眠和现实的关联

　　失眠者大部分都在现实生活中有许多的痛苦，失眠的人容易把痛苦强加到生活工作上，她们在什么事情上不顺利，觉得痛苦时，就以为就是这些事情让自己很痛苦，不能很清楚地分析和判断自己真正的痛苦来源。

　　失眠的痛苦其实就是生活的痛苦反映。

　　很多人经常半夜醒来，对于失眠者会觉得问题很大，自己不能深睡，其实半夜醒来也不是什么大问题，许多人都有过类似的情况发生。失眠者躺在床上时，就给自己增加压力，想立马睡着就好了，因为不能马上睡着而紧张苦恼，进而把注意力集中到无法入睡上面，把自己的神经绷得很紧，一点一点地让自己陷入恐慌之中，睡不着就是很正常的事。

　　失眠者其实都知道睡前想许许多多的问题会影响入睡，但就是不能控制自己的思维，不想老是思考问题，但就是控制不了不想，这是强迫症，你不想这样想，但不得不想。有强迫症的人，在不知不觉中受到不安和恐慌的支配，强迫症就是不安的心理，在你睡不着的时候，潜意识里的不安和恐慌会支配你的思想，你不想注意睡不着的事，但就是控制不了，就要注意睡不着的事，你想想点其他的事情，潜意识会提醒你要思考睡不着的事。

解决现实中的问题是解决失眠问题的重要环节。

24 失眠的夜晚问自己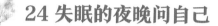

1，是心灵的空虚还是生活上的苦累让自己睡不着？

2，我为什么那么在乎睡不着呢？

3，睡不着的痛苦后面隐藏着我的什么问题？

4，我为什么不和我的心好好对一下话呢？

5，是我的目标和我的实力不匹配吗？

6，我的野心很大吗？

我前面说过，失眠就是和自己战斗，失眠的朋友，在你失眠的夜里，问问自己以上几个问题。

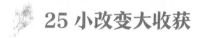

25 小改变大收获

经常失眠的人在睡前都希望自己快点睡着，他们认为如果不马上睡着，自己第二天就会没有精神，会浪费一晚上的大好睡眠时光。正是因为这样的心理暗示，所以才让自己不安起来，结果真的睡不着。

失眠的人会不自觉地经常看时间，时间概念非常强，过一会就要看时间，疑惑时间过了这么久，怎么就没有睡着呢？其实根本就没有过去多长时间。每看一次时间，焦虑的指数就提高一次，老是计算着时间，最后一晚上就这样过去了。

失眠的夜晚会很在乎明天的工作，因为失眠可能影响明天的工作发挥，这是不可改变的事实，因为工作没有做好可能上司会讨厌自己，这也是事实，无法更改。不要勉强自己，在没有睡好的时候，不要强迫自己表现得很优秀，因为你本身就没有休息好，即使你勉强做到了，得到了信任和表扬，但总有一天，你会因为过度焦虑紧张而生病。

你在睡不着的时候，改变一下思维：你想，今天没睡好没有关系，明天肯定睡得好，因为人不可能老不睡觉。听听舒缓的歌曲，泡泡澡，心情好起来，才是睡好觉的前兆。也许你改变一下思维，收获会不小呢。

26 和失眠者交流

一，请说：

1.听听音乐，换种心情。

2.你看起来不是很差啊，气色还可以。

3.失眠肯定很痛苦啊，谁不想睡好觉呢？

4.我陪你走走，散散心。

5.如果你想去医院看看，我陪你去。

二，请不要说：

1.怎么搞的，你睡不着，我们都睡得好好的啊。

2.你有病，去医院看看吧。

3.你怎么气色那么差，脸色很不好，你怎么了？

4. 你不要想太多事情了，想也没有用，你就是会胡思乱想。

5. 晚上睡那么晚，你早点睡就好了。

和失眠者要交心，简单地交流，粗浅地判断和带着很亲切的态度说教，不仅仅没有用，反而是对失眠者的一种伤害。

1　　其实很多失眠的朋友们都很有上进心，而且做事一丝不苟，凡事认真对待，遇到事情会想很多问题，这是成功人必备条件，但同时也是失眠的根源所在，事事想尽量完美，想多了就成了压力，紧张的情绪就有了，慢慢地就影响睡眠了，放过自己，压力就会小，因为理想的完美本身就是不完美。

2　　睡觉时别催促自己快快睡着，越催越不能放松，真正放松是不会注意自己是否在思考，没有人知道自己入眠前到底想了什么？

3　　在有睡眠障碍的朋友或亲人面前，不要装好人教训别人，好像很轻松一样问别人"怎么会睡不着呢？"然后给别人很多"忠告"，这不仅没用，而且是对失眠者的一种伤害，没经过死亡的洗礼，看不见重生的火光。

27 失眠者和游泳者的关系

前面我说过转换心情的重要性，有时候去听听音乐、打打球、独自旅行等对失眠都会有一些帮助，对于短时期的失眠，这种转换心情的方法比较有效，但对于长期失眠的朋友，只能暂时解决短期的问题，失眠终究是心理的问题，只能靠自己强大内心，找出失眠根源，才能彻底治愈。

失眠者的心情在睡前都是紧张的，前面我讲过，上床就想马上睡着，越是想"马上"睡着的思想，结果就是越不能"马上"睡着。越不能马上睡着，就越紧张，想着明天的许多事情和对失眠的恐惧，就越睡不着，陷入恶性循环，不能自拔。

就像游泳一样，在水中你越想浮起来、越挣扎，越会沉下去，只有放松下来，身体才会浮起来，有些人还可以在水中让身体浮在水面上，一动不动，这是完全放松的状态，一般人都达不到这样的境界。失眠的人和学游泳的人一样，越紧张越想睡着，它就越是不能让你如愿，而是朝着相反的方向发展。失眠的人和学游泳的人都是一样的，心情紧张。游泳者和水的关系，就是失眠者和心的关系。

28 做一件自己喜欢的事情

许许多多的人都写过关于失眠的书籍，我不知道作者有没有失眠的经历，我的失眠经历有五年多时间，就是现在，偶尔也会有那么一两个晚上可能难以入睡，只是我已经根本不把这种偶尔失眠当回事，因为我深深相信"今天睡不好，明天肯定能睡好，因为人不可能不睡觉"。

许多人说，在睡不着的夜晚，要保持好心情，其实真正置身其中的失眠者，在失眠的时候是很难达到"心情愉悦"的。那些可以在失眠的情况下保持好心情的人，都是经过许多的斗争和学习才能达到这样强大的内心，能达到这样的内心世界的人，失眠对他们来说只是小小问题而已。

对于失眠，我们不能急功近利，急于求成，因为失眠不是一天形成的，大多数失眠者都是内心聪慧，执着优秀的人，他们知道的大道理很多，要改变自己的思维方式，不是一天两天的事情，要循序渐进，慢慢改变。

失眠的时候，听听音乐、运动、泡泡澡等方法，不是对所有失眠者都有效，也不要随便给失眠者许许多多的建议，因为你的建议也许改变不了任何状况。

专注地做一件自己喜欢的事情，把思绪放在喜欢的事情上，把身心都投入其中，做自己喜欢的事情就是转换心情，就是在改变，就会有效果。

29 放下自己的"面子"

　　鲁迅说过"面子是中国人的精神纲领"，中国人把面子看得和生命一样重要，在现代社会，这是对自我的一种伤害，这是要强迫自己优秀，强迫自己高大强健。许许多多的人都在伪装自己，假装自己很优秀、很多金、很有社会资源等，所以中国还有一句俗话"知人知面不知心"，就是告诉我们，人心复杂，不要只看外面光鲜，也许在华丽的外表下面，隐藏着一颗邪恶的内心。

　　我以前经营企业，也曾经有过一段辉煌，后来盲目扩张，企业资金链断链，最后企业破产，一下从云端跌落到大海中，那段时间我很颓废，很自责，后悔自己在关键时刻的抉择，后悔自己把一盘不算太坏的棋走入了死胡同，走成了一盘死棋。我不想和别人沟通，认为没有面子，自己默默地努力，压力非常大，没有地方释放压力，失眠就是从那时候开始的，后来我想通了，一切可以从头再来，不求东山再起，但求问心无愧，和失眠斗争了四五年，我慢慢地打败了失眠。其实就是放下，放下身段身价，放下自己的高傲和自欺欺人，放下自己的不切实际的梦，活在当下，把握好未来，才是我们最好的选择。放下吧，失眠的朋友，我们一起和失眠斗争。

30 用爱治愈失眠

前面我讲过失眠的类型和失眠的群体，失眠的人不是身体疾病导致的失眠，就是心灵的原因，失眠者首先要做排除法，先排除身体上的原因，这很重要，因为如果是身体上的问题导致失眠，那肯定不是一些小问题，排除了身体原因，再来关注心灵上的问题。

大多数的失眠者都是自己一个人睡觉，失眠者是孤独的，不仅仅是心灵上的孤独，还有身体上的孤独，失眠者需要爱和被爱，我建议失眠的朋友，在工作之余，多和家人待在一起，也许你会有一种意外的收获。我在人生最低谷的时候，事业破产，心情很糟糕，每天都很烦恼，失眠就是那个时候开始的，人生简直坏透了，觉得活着都是痛苦，但我现在却感谢那段艰难时期，我在那段时间，经常在家，因为不想出去见人，在家陪女儿和老婆，以前都没有那么多时间和老婆女儿在一起，那时女儿已经读一年级了，我每天接送她上学放学，和她聊天，在家做饭烧菜。对于事业破产，失眠烦恼，我是悲惨的，但我却因为破产和失眠在家的日子多了，和家人在一起的时间多了，夫妻感情也越来越好了，我又是幸运的。特别是和小孩子在一起，那种快乐是我们成年人的世界里没有过的，我体会到了一种在外面体会不到的快乐和满足，我现在觉得，失眠，未免不是一件好事。

31 失眠的时代

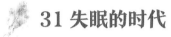

　　20世纪90年代，对于我们中国人来说，是个分水岭，以前人们的生活是缺衣少食，为了温饱问题而奋斗。现在的人们吃得饱穿得暖，但依旧没有幸福感。要考好的大学，要学习最好的知识，家里一个小孩读书，全家人上学，每晚的学习补课，父母至少需要一个人腾出时间来陪孩子读书学习。培训要钱，上学要钱，买房要钱，物管费、水电费、衣食住行等费用，把一个低收入的家庭压得喘不过气来，如果你正是四五十岁，那么你要养老陪小，家庭的重担就是你的枷锁，你不能逃避，因为你的缺位，就是一家人的痛苦开端。

　　以前，我们没有上大学的烦恼，考上了那是一家人的荣耀，当然，家人也会获得满足感，在那个缺衣少食的年代，上不上大学不会是追求的目标，只要吃饱穿暖，大家就能得到满足。现在的时代对我们的要求很高，小孩读书的竞争、家庭环境条件的竞争、考大学的竞争等，压得一家人喘不过气来。

　　90年代，一大家人每晚能围在家里看《三国演义》电视剧，就觉得非常幸福，而且每天都期待着晚上快快到来。

　　在那个物质条件很差、不要上大学的年代，虽然不够完美，但

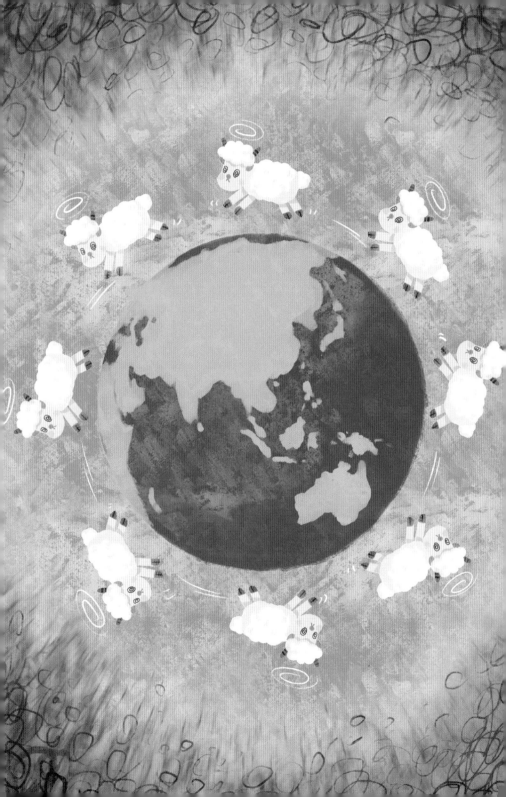

却让人感到幸福和满足。现在的人们行色匆匆，没有时间停下来思考，忙碌成了充实的代名词，早出晚归成了生活常态，特别是生活在大城市的中年人生活得特别艰辛，在电影《飞驰人生》里有一句台词："成年人的崩溃是从借钱开始的。"确实，在成年人的世界里，只有钱是最重要的事。上有老下有小，没钱就是没有未来。对于许多等着钱救命的人来说，没钱就等于没命。许多人在温室中长大，不知道钱的重要性，身在福中不知福，挥霍无度，夜夜笙歌，浪费的钱比别人挣的还多。而许多人却在生活中挣扎，在无眠的夜晚思考如何赚钱。珍惜我们手中的钱，一旦我们身无分文的时候，一切都没了。因为缺钱的日子里，可以让你坚不可摧的世界观崩塌，足以让你怀疑人生，从而另眼看这个世界。不要看辉煌时谁敬的酒，而要看落魄时谁伸的手，就怕你落魄的时候没人伸手。珍惜一切，未雨绸缪，该努力的时候别选择安逸，该拼搏的时候别选择休闲，唯有努力生存，才不至于被生活打败，才不至于被社会淘汰，你的小孩和家人才能昂首挺胸地做人。

32 当天的事情尽量做完

失眠的人总会思考许许多多的问题，如果白天有事情没有做完，失眠者就老是会想起这件事，觉得不踏实。晚上躺在床上时，白天不好的事情，怨恨谁、讨厌谁等会在脑海浮现，所有的不顺的事情慢慢涌现在脑子里，特别是还没有做完的事情会经常出现在脑海中，失眠也是正常的事情。

就像身上的疼痛一样，到晚上夜深人静时比白天疼得厉害些，因为安静，所以疼痛就放大了。所以，白天把要做的事情做完，你就会有一种感觉，你已经做完所有的事情了，晚上就是睡觉了，不给失眠找借口。

许许多多的事不要堆积在心里，该发泄的时候要发泄，要找值得信任的人倾诉，找一个可以信赖的朋友，把心中的负面情绪释放出去。白天的事情也不要堆积，要尽量地做完，不然到睡觉前自己会觉得总有一件事情没有做完，不安心。就像许多人白天思考很多问题，晚上就有白天一样的梦境，日有所思夜有所梦，就是这个道理。

33 寻找可以信赖的朋友

澳大利亚一位精神病专家贝兰．沃尔夫说："一个人是否自卑，就看他有没有失眠。"他是第一个提出失眠和自卑有关联的人。

一个人从小得不到关爱，没有人可以信任，没有安全感，其内心深处是自卑的，上台演讲发言他们会很紧张，自卑的人戒备心和恐惧感很强烈，如果大家都觉得周围的人都是可以信任的，都是和自己没有冲突的，不会对自己怎么样，人们就会放心大胆，不会有自卑，不会有烦恼。自卑的人认为这个世界不安全，对周围的人在内心深处设立了红线。

自卑的人很难有非常信任的朋友，失眠的人也一样，真正的好朋友非常少，甚至可能连一个说心里话的人都没有，自我封闭，自我恐惧，不想出门。

打开心扉，寻找可以信赖的朋友，这对于失眠者意义重大，有一个可以倾诉的对象，有一个可以发脾气的出口，有一个理解自己，对自己不离不弃的好朋友，胜过良药良医。失眠者的家人也要耐心、真心地对待自己的亲人，用爱暖化失眠者的心灵，要告诉失眠者，不管他成为一个什么样子的人，都一如既往地爱他。

34 失眠者的家人也要改变

　　一个从小就很听话，帮家里干活，非常懂事的孩子，在成年后，很难获得归属感，而没有归属感的人就没有安全感，因为他们只知道，要努力，不努力就会有危险，他们大部分都非常优秀，办事利索，在家里是顶梁柱，在公司是核心人员，无论他们获得过多少殊荣，都不停下脚步，认为只有努力才能获得更多人的喜欢和肯定，以减轻自己内心的自卑和孤独。

　　这种性格的形成跟家人有关，家人把他当作有用的人，对家庭极富责任感，让他觉得只有好好工作，赚钱给家人，才能获得家人的认可，所以，不管他如何为家里做贡献，他的内心始终没有归属感。

　　记得前几年有一位明星，因为家人而选择自杀，这就是明显的没有归属感而自卑的人，然后诱发抑郁症，没有把自己和家人联系在一起，认为如果自己有一天对家庭没有用的时候，家其实就不存在了。家就是制造温暖的地方，信仰的发源地，心灵的港湾，家人的陪伴和爱，对失眠者来说是最需要的，也是不可缺少的，是最好的良药。

35 善良掩盖下的废话

　　这个世界上许许多多的人喜欢说废话，而且说得冠冕堂皇，有爱有善，比如"你要好好地听话，好好干，领导会知道的"，对喝酒的人说"喝酒对肝脏不好"，对吸烟的人说"吸烟有害健康"，等等，这些话在任何时候，针对任何人都是很正确的话，听起来没有任何瑕疵，针对的人都必须认认真真地听着，没有任何道理反驳，但他们的心里到底想什么就不知道了。说这些话没有任何错误，但我们要知道，这些话也不起任何作用，是善良掩盖着的废话。如果对方因为你的这种劝告而把烟戒了，或者把酒戒了，这是不可能的，这些道理大家都清清楚楚，烂熟于胸了，一个抽了几十年烟的人把烟戒了，一定有其深层次的原因，要么身体出现了问题，要么经过多久的酝酿，下定决心戒烟，而不是几句话就能解决问题的。

　　对失眠者的劝告照样很多，例如"你就不能早点睡吗？""你为什么想那么多事情？""你看我，什么都不想，活得很潇洒"，其实不仅仅没有用，反而起反作用，失眠者的内心是孤独而自卑的，只有真正走近他们的内心，和他们交朋友，无话不谈，为他们花时间，用心去感受失眠者的痛苦，只有这样才能说出让失眠者触动的语言，才能走进失眠者的心中。

36 有效沟通

沟通是一门学问，不管是伟人还是大师，都十分重视沟通的效率和结果，无论你在做什么工作，无论在什么岗位上，沟通永远是第一要务。一个合格的领导人，必须懂得沟通的艺术，因为许许多多的事都需要沟通去解决，良好的沟通能力是自我实现价值的垫脚石，即使你再有学问，如果没有掌握沟通的能力和技巧，别人也感受不到你的学问。

对失眠者的沟通更显得重要，因为失眠者大部分都是少言寡语，孤独而不合群的，他们把自己的痛苦隐藏起来，怕别人发现。沟通必须是双向的，就是你的意图别人要能明白，要有相应的回答，或者是能参与到你说的事情当中来，一起商讨，这种沟通叫作有效沟通。而不是一味地听谁说，没有适当的回复，那不叫沟通，那叫倾听。只有沟通才是走进对方内心的敲门砖，没有有效的沟通，都是单方面的想法。有效沟通是解决问题的关键，特别是失眠者，大多没有有效沟通的过程，要么听别人说，要么不说，要么离得远远的，和失眠者的有效沟通，能让失眠者放松下来，彼此交心，这样你才能走进失眠者的内心。

失眠者也要经常打开自己的心扉，结交几个真正的朋友，把自己的烦恼和朋友诉说，给自己的心理问题找一个出口释放出来，心理问题得到释放，失眠症就会得到缓解。失眠的朋友要走出去，不要把自己禁锢在自己编织的牢笼里。

37 许多失眠者没有得到正确的治疗

　　几十年前，我们还不了解失眠，没有人重视失眠，对失眠无能为力，更不知道安眠药对身体的伤害，对失眠的知识也知之甚少，连医生都不清楚为什么失眠？

　　目前全世界失眠的问题越来越严重，在我们国家，没有专门的统计，但有大数据显示，有上亿的人在医院开过镇静剂、安眠药之类的药品。在美国有几千万人被失眠困扰，上千万人需要治疗，有一半的人购买过镇静剂。

　　失眠在我国除了幼婴儿没有调查外，其他年龄段的人都曾出现失眠的困扰，发生的频率随着年龄的增加而增加。在夜晚12点到凌晨4点，有许许多多的失眠者正经受着失眠的痛苦，许许多多的失眠者没有得到正确且必需的治疗。

　　随着我们对失眠的学习和认识的进一步加深，发现虽然目前市场上针对失眠的安眠药很多，但安眠药在停药后有一个反弹期，失眠在停药后会更加严重，而且安眠药有降低心率的问题，许多心率缓慢的心脏病患者不能吃，或者需要在医生的指导下用药。目前还有一种针对失眠的治疗，就是"认知行为疗法"，和我目前给大家讲的差不多，都是从心理层面解决失眠的问题，这种疗法的好处是只要你学习了知识，就会有改变，到最后你可以完全掌握自己对失眠的态度并取得疗效，但对于当晚的睡眠，却没有安眠药那么快。

38 认知行为疗法

　　大部分的失眠者没有学习相关的失眠知识，失眠原则上讲不是身体上的疾病，但却比许许多多的疾病对身体的伤害还要大，现在的医生在治疗失眠的经验和学识上都有所提高，从我治疗失眠的经历我得出一个经验，你对失眠的知识了解得越多，对自我疗愈越有好处，对治疗失眠的方法掌握越多，越能够在失眠的夜晚，为自己做很多有益的事情。

　　目前所有对失眠的研究有一个共识，那就是通过药物的治疗是暂时的，只有自己从内心战胜了失眠，失眠问题才会彻底解决，当然，许多严重的失眠，伴有严重抑郁症患者还是需要到医院用药治疗。要从内心战胜失眠，就需要了解失眠，找到失眠的源头，针对性地进行心理矫正治疗，最后达到治愈的目的，这个过程就叫作"认知行为疗法"。专业地讲就是指一个人对一件事情或者某个特定对象的认知和看法，对自己、他人和环境的认知，对事物的见解等。主要针对抑郁症、焦虑症等心理疾病和不合理认知导致的心理问题，它的主要着眼点就是在患者不合理的认知问题上，通过改变患者对自己，对别人和对事物的看法和态度来调整患者的心理问题。失眠终究是心里出现的问题。

39 我的失眠经历

　　我从 2011 年开始出现失眠，一开始不是很严重，断断续续持续了五年，那个时候我没有精力关注失眠的问题，我的主要精力都花在如何拯救企业和解脱自己，事情多就不会很在意自己的失眠。我为什么讲要失眠的朋友去找一件自己喜欢的事情做，那是因为专注地做一段时间，你专注的时候可能就会忽略对失眠的恐惧，达到另一种放松的效果。

　　2017 年我的失眠开始严重，后来慢慢了解自己的内心，才知道我的失眠的原因就是压力太大。2017 年，对于上有老下有小而且身无分文的中年人的我，其内心的压力可想而知，房子是贷款买的，每月要还 7000 多元的房贷，小孩要读书，每年要 30 万元左右的费用，而且这些费用不能省，生活在大城市，每年必须要挣回来 50 万元才能满足家庭的开支，还没有包括如果老人生病住院等额外支出。我不仅仅身无分文，而且没有了奋斗的方向，几十年来自己都只在一个岗位上奋斗，现在自己的企业破产，重操旧业没有本金和市场了，做其他的事情自己没有经验和资源。那个时候很盲目，心情非常郁闷，失眠就开始严重，经常一晚上都睁着眼，看着自己家里床上的吊灯，总想着头上的吊灯快要掉下来了，掉下来自己这一生就结束了。

那段时间一星期最少有四到五个夜晚难以入睡，一段时间下来，我整整瘦了十五斤，头发也掉了很多，脑袋前面都看不到头发，就像一个糟老头子。我还发现，失眠后我的思维和行为慢慢地都在发生改变，我不再喜欢出去社交，喜欢待在家里一个人安静地待着，不再和以前的朋友联系，以前我喜欢唱歌，失眠后基本上一年难得上一次 KTV，朋友们都说我更年期提前来了，有些好朋友可能觉得我对他们有意见，便不再联系了。

2017 年底，失眠的问题越来越严重，我一般晚上九点就准备睡觉，但到凌晨一两点都没有睡着，心里的自责和压抑越来越严重，在这个无眠的时间段，是我一天最烦的时候，看到身边的东西就随便乱砸，经常把手机、凳子甚至电视机砸坏。

每晚在凌晨两三点还没有睡着的时候是特别痛苦的时候，我有时站在家里阳台上，看着楼下面几乎无人的街道，我就想跳下去。我想跳下去就解脱了，那个时候，好像不害怕死亡，觉得死亡只是一种解脱。我有几次想跳下去的冲动，但想到爱人、孩子、年迈的父母亲，就觉得我不能这样跳下去，跳下去是逃避责任，家里需要我，不能没有我，每次有这种想法的时候，我都是这样告诫自己，不能跳下去。

但很快我就发现了自己的思想出现了大问题，这样下去肯定会不行，我开始自救。首先，我到医院开了安眠药，吃了一段时间，有效果，但不能停药，而且越吃量越大，有一次停药后，几乎整晚不能入睡，我发现这样下去也不行，安眠药的后遗症还是很大的，心律失常、上瘾、便秘等，还有许多不知道的问题。我找了一个中医专家，开了几副中药，吃后也有效果，但停药后慢慢地又开始失眠，综合我吃药治疗的经验和效果，到后期的失眠反弹，我总结了这个过程，就是从心里紧张到心理病变，再到吃药治疗从而形成心理依赖，然后到心理反弹，没有药物支撑的时候，主要是失去了心理支撑，内心深处对失眠的恐惧又回来了。

我吃过几种安眠药，个人觉得阿普唑仑效果很好，副作用也相对比较小，但每个人的失眠环境和轻重及认知方式不同，效果肯定不同。

我一开始每天吃一粒阿普唑仑，慢慢地每天吃半粒，再后来每天吃三分之一粒，其实到最后，不是药的力量，而是心里需要药物的支撑，内心对失眠的恐惧才会减少，这样才能安然入眠。

我也吃过几副中药，中药对失眠的疗效也有效果，但中药的弊端是要吃很长一段时间，效果慢，也不知道到底有没有副作用？副作用大不大？但不管是中医还是西医治疗，最后都要对心灵进行治疗，如果内心对失眠的恐惧没有得到缓解，光靠药物是达不到治愈的效果的，所以，心灵的疗愈就非常重要，失眠就是和自己做斗争，很多人不知道这个事实，而是把失眠归罪于其他无关紧要的事上，最终解决不了自己内心的失眠，身体上也得不到治愈。

2017 年下半年，我开始学习失眠知识，我很清楚自己的失眠是内心的问题，也就是说我的心理出现了问题，我的心理问题是由于事业不顺造成的，我对事业的执着和紧张，主要又是家庭需要造成的，清楚了自己失眠的根源所在，于是开始了自我疗愈的道路。

首先选择学习心理学，我用一年不到的时间，考取了心理咨询师资格证书，在学习心理学的过程中，我就知道了自己的失眠问题，就是要改变自己的内心，改变自己的认知，改变对以前的很多事情的看法，改变自己对世界、对家人、对爱和金钱的看法，我理清了自己的内心，在那个时候，我的失眠其实已经有所改变，因为我已经慢慢地无意识地自我放松。

在学习心理学的过程中，我爱上这门学问，很神奇，它教会我怎么思考问题，教会我如何正确地发泄，教会我如何处理自己和家人的关系，教会我如何有效地社交。总之，学习心理学后，我感到自己的变化很大，做事情不再那么急躁，思考问题时不再那么自私，我深深地爱上了这门学科，当然，我是为了失眠而学，主要学习的就是和失眠有关的心理学知识。心理学在任何领域都有用，特别是在销售、恋爱、社交等过程中，学过心理学的人，就会知道许多平时想象不到的问题，从而指引你走向正确的道路。

学习心理学的过程中，我懂得了如何放松，如何真正地放松，有些人的放松其实是假象，要真正放松需要内心的结合，需要有行为和思维的支撑。

2018 年夏天，我为自己制订自我疗愈的计划，计划如下：

1 弄清楚为什么会失眠？

通过自我认识和对自己失眠节点的思考，我的失眠就是因为事业的中止而引发的压力。

答案： 我的企业破产，破产后自己的声誉受到打击，没有面子。自己从学校毕业就一直从事的事业宣告破产，破产后其他都不会干，老本行没有本金和资源干不了（破产不仅仅是企业破产，同时资源也消失）。家庭需要钱，必须要从头再来，不能耽误时间，家人对我寄予希望，我不能让他们失望。我总希望东山再起，对自己要求很高。

2 为什么压力大？

答案： ①因为事业不顺导致家庭资金困难，家庭需要的资金不能拖欠。②自己在社会上挣下的名声和地位，毁于一旦，心里不甘心。③从头再来的困惑，工作和生活均要从新来过，对中年人来说挑战巨大。④急于想东山再起的心思。

3 如何把不切合当下实际情况的压力从心里去除，减轻压力。

答案： ①通过学习和自我认识，我放下了面子，因为不得不放下，破产了就要接受现实，曾经的日子一去不复返，要活在当下，现在奋斗，才能把握未来。②对于东山再起我已经想通了，基本也不可能了，根据多种情况分析，不能再思考东山再起的事情，要从心里放下。③从头再来需要从新定位，我找到了自己的位置，一方面学习那些目前比较有前景的技能，一方面在原来自己熟悉的领域里寻找到一些自己擅长的事情，做自己熟悉的事情，才能事半功倍，才能把握未来。④和家人好好分析和讨论，实事求是，减少非必要的开支，不盲目花销，把钱用到必须要花的地方，这样一个月下来，节约了一大笔钱。

经过一段时间的清理自己的压力，其实就剩下家庭的开支，抛开那些虚无缥缈的想法，就是一家人的开支压力，我摆正了位置，想通了自己的追求，抛开了不必要的压力，剩下的压力就不是很大了，我从思想上放下了压力，实事求是，接受现实的自己，家人也支持理解，一家人真正的快乐并不是需要很多金钱才能实现，只要衣食住行没有问题，一切就不是问题。

通过清理自己的压力，管理自己的压力，我把我的压力清理到了最小的范围，很奇怪，我把压力清理后，我很快就觉得轻松了许多，因为我不再思考我的面子的事情，我不再思考东山再起的事情，我不再为新工作新环境而烦恼，我的任务就是把家里的开支赚回来，我有手有脚、有经验精力，一家人的生活就不需要烦恼了，爱人把孩子和家里打理好，我就把家里需要的开支赚回来，就那一个月，我觉得我是彻底地放下了，从内心深处、灵魂深处放下了，接受了我现在的现实中的自己。

水到绝境是风景、人到绝境会重生，放下了，就慢慢地恢复正常心态，睡眠也就慢慢地好多了，有时我根本就没有想过会不会失眠，就是失眠了我也不当回事，因为我深信，今天没有睡好，明天肯定会酣睡，因为人不可能不睡觉。

但是失眠的痛苦不会立马就可以完全治愈的，失眠的痛苦就像一场生死噩梦，深入到内心深处，记忆深处，直到现在，我也有偶尔睡不着觉的时候，但我已经不再思考为什么了，我坚信，失眠不会再和我有交集，因为失眠已经被我打败。

40 致失眠者

失眠的痛苦，
曾经深深地刺痛了我的心。
失眠的危害，
曾经深深地让我感到害怕。

但是，
在我们认识了失眠这个心魔后，
在强大的我们面前，
失眠，
终将一路败北，
被我们打得体无完肤。

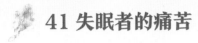

41 失眠者的痛苦

　　没有经历过失眠的人，无法真正理解失眠者的痛苦，在失眠的夜晚，紧张、焦虑、担心、渴望，没有上床时，有睡觉的欲望，因为前面没有睡好，头昏昏沉沉，上床后辗转反侧，翻来覆去难以入睡，躺在床上的时候特别痛苦，焦躁不安，大脑高速转动，特别讨厌自己，直到天亮前，可能会迷迷糊糊地睡上一会。

　　失眠的人痛苦的原因是多样的，因为失眠，自己脾气很大，容易发火，对健康、工作、家庭、婚姻等都有极大的影响。失眠的人情绪低落，做事情没有耐心，不想社交，把自己封闭在自己的世界里，独自承受失眠带来的一系列的痛苦，对夜晚的到来表面上看是渴望的，"快点黑，好睡觉"。其实心里却对夜晚的到来产生恐惧，怕那个彻夜难眠的夜晚又会发生在今夜。长期失眠的人从身体外貌上就可以看出来，眼神昏暗、发质很差，容易掉头发，眼袋很大，眼圈很黑，整个躯体没有力量。失眠的危害非常大，我为什么要写这样的一本书？为什么在抖音上开账号讲解失眠的知识？就是因为我曾经失眠过，还很严重，我深深理解失眠者的痛苦，我希望用我的知识和真诚，为失眠的朋友做一点有用的事情，为他们战胜失眠贡献一点力量。

42 失眠者的工作困惑

越是发达的国家，睡眠问题越严重，失眠的问题如此之多，而我们却对失眠知之甚少，睡眠教育或者是失眠知识的推广刻不容缓。

长期失眠的人，不能从事高危险的工作，许多的问题和事故均和睡眠有关，只是人们不知道而已。长期失眠的人开车时有可能睡着，许多车祸都表明，驾驶员晚上的睡眠时间和许多车祸有关联。对于高空作业、飞机驾驶员、核能控制人员等高危险职业，政府管理部门一般都需要监测操作者的睡眠状况，从而判断是否适合工作。

失眠者自身在工作上也是问题重重，因为长期的失眠，工作中的状态、自身的形象、性格的转变，在和同事接触过程中的心态等都会受影响，而许许多多的失眠者却又不能失去工作，因为失去工作对于低收入者来说，无疑是断米断粮，家庭需要开支，老人、小孩、家庭需要钱才能保证生存，对于某一些人来说，没有钱就是没有命。

43 一个人一天到底睡多久才正常

睡眠时间的问题，全世界的睡眠学者、心理学家、名人志士均发表过许许多多的文章和学说，观点均不相同，但到底一个人每天需要多久的睡眠时间才算正常呢？这也是每位失眠者都想知道的。

睡多久才合适，这是根据每个人情况不同而决定的，前英国首相撒切尔夫人每天工作十几个小时，每晚只睡四五小时，每天精神抖擞，没有任何不适。我们伟大领袖毛主席每晚凌晨才是他思考重大事情的时候，这时候他头脑清晰，思维敏捷。我每天需要睡六小时左右，就觉得没有问题，因为第二天我不会犯困没有精神。睡眠时间就像每个人穿衣服一样，各有各的尺码，不要一概而论，自己觉得第二天不犯困就说明你的睡眠已经够了，睡觉就是休息，为自己加注能量，就像开车加油一样，行驶 400 千米只需要 400 升油，如果你每次都加 500 升油，油箱会溢满，反而对车不好，但如果你只加注 300 升油，又跑不到目的地，那中途就要找地方加油，否则难以到达目的地，长期无法抵达目的地也不行，你的身体就会出问题，你的人生就会落后。

44 不同年龄段的睡眠变化

每个人都需要睡眠来补充能量，从小到老不会改变，只是睡眠的程度和质量不同而已。

年轻的时候，大部分人的睡眠质量都还好，随着年龄的增加，睡眠质量会有所下降。男人到 50 岁左右，女人到 55 岁左右，深层睡眠会大幅度减少，所以为什么这个年龄段的人会经常被噪声影响，需要安静的环境才能持续睡眠。这类人群更容易受到外界的影响而半夜醒来，哪怕是一声鸟叫也会从梦中惊醒，因为年纪大了，人容易醒来，深层睡眠减少甚至没有了。

我父亲一晚上要起床 4~6 次，醒来后要一段时间才能睡着，因为有前列腺炎，小便需要时间，半夜醒来后小便，需要的时间长，人就慢慢彻底清醒，要想再次睡着是有困难的。而且我父亲对睡觉的地方有讲究，比如他随身携带的杯子要放在床头，早上四五点的时候要喝一口水，床边要有放衣服的凳子，卫生要搞好等，把这些事情处理好了，他好像就完成了必须完成的事情，然后才能安心睡觉。

许多年纪大的人对睡觉的环境和自我认知的要求很高，这也是没有深层睡眠的原因，年轻人就不会有这种困惑，所以年龄大的人睡觉前，尽量地在床边安排好自己需要的事物。

45 睡梦中的身体活动

　　许多人认为睡眠中，大脑和身体均会休息，其实完全不是如此，人在睡眠中，大脑和身体的活动很频繁，现在许多睡眠学家根据眼跳动的频率来划分睡眠周期，把睡眠分成周期来管理，划分和识别从浅睡眠到深睡眠的过程，这些专业知识我就不讲了，我写这本书就是要大家看得懂，能学会，可以自己为自己疗愈。

　　睡眠中的人都会发生性活动反应，男女都会有，男性睡梦中在不知情的情况下勃起，而且经常勃起，男性如果长期没有得到性的释放，做春梦的可能性很大，女性也会有阴蒂勃起和阴道充血的情况。

　　有的人睡梦中经常翻动身子，脚和手乱动，有的人睡眠中打鼾说梦话，声音很大自己却不知道，还有人梦游，如果你半夜发现家人或者朋友一个人慢慢地在家中行走，第二天竟然不知道发生了什么事情，你不害怕吗？睡眠中身体的活动非常频繁而自己却不知道，人在睡梦中会醒来很多次，只是自己忘记了。人在快睡着前心率会降低，呼吸的频率减慢，血压也会下降，为什么说有高血压的人醒来后第一时间不要起床，先在床上恢复下，有高血压的人醒来马上起床，容易发生脑梗死，醒来后起身前最好伸个懒腰，拉拉筋，恢复下身体各部位的活动频率。

46 分析自己的睡眠历史

1. 你一般什么时候睡觉，什么时候起床？

2. 你自己可以决定自己的睡觉和起床的时间吗？

3. 你平时生活、工作、睡眠的时间是否有规律？

4. 你上床后到睡着一般需要多长时间？

5. 你是否因为睡眠不好影响了你的工作和生活？

6. 你每晚睡着多长时间？

7. 你是否睡着后经常醒来，频率高不高？

8. 你有没有因为没有睡好发生过意外的事情？

9. 你中午会有睡觉的习惯吗？

10. 你是否醒来后再也睡不着?

11. 你的工作需要加班吗?

12. 你的失眠问题是什么时候开始的, 那段时间到底在你身上发生了什么?

13. 你醒来时是否觉得自己经常翻身乱动?

14. 你有睡觉时腿部抽筋而醒来的经历吗?

15. 你有梦游吗?

16. 你做噩梦吗?

17. 你睡觉时磨牙、打鼾吗?

18. 你的家人是否在乎因为你的睡眠不好影响他们睡觉呢?

通过上述的问答题, 可以了解你的睡眠情况, 失眠的原因, 大多数人的睡眠情况可能会不同, 但要思考各自睡眠不同的偏差有多大, 通过问卷可以了解自己的不同周期不同的睡眠情况, 不同的环境不同的睡眠情况。

问卷中 1~4 题是了解自己的入眠时间和睡醒的时间, 如果你睡

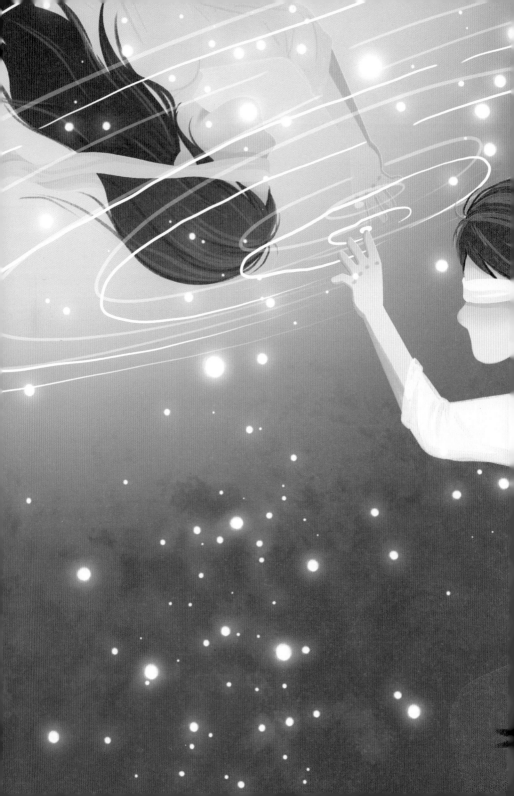

觉没有规律，不能准确掌握自己的睡觉时间，就要找到规律，调好自己的作息时间。如果你经常上床后要花上两小时才能睡着，那应该是太过紧张不安了，要找出为什么自己会紧张？是什么让自己紧张不安？把问题找出来解决它。

问卷第 6 题：每个人的睡眠情况不同，一些人总比另一些人需要睡眠的时间长一些，和白天劳累工作有关联。

问卷第 7 题：如果你在睡着后经常醒来，而醒来后不能马上入睡，那就要思考你当时在想什么？是不是白天的什么事情让你大脑一清醒就逼迫自己思考？如果醒来后马上可以入睡，没有问题，这是正常现象。如果醒来次数过多，先考虑是否调整在床上的时间，缩短躺在床上的时间，看看能否减少醒来的次数。如果醒来后就不能入睡，那就是失眠。

问卷第 8 题：如果因为没有睡好觉发生过一些不好的事情，那就是失眠引发的，有一些人的失眠不是真失眠，只是在特定的时间因为一些事情影响，发生偶尔失眠的情况，没有问题，随着时间推移和事情的解决，失眠就会得到缓解。

问卷第 5 题、第 8 题是监测失眠的关键，如果发生的次数多，那就是失眠了。

了解自己的失眠需要细心地发现，早上起床是否觉得精神不好，起床困难。睡前是不是要听听音乐，看看电视才能睡着，是否每晚都睡得晚，睡前是否喝了什么刺激的饮料等。关灯后是否想很多问题，自己是否想要快快睡着，明天还有许许多多的事情等着我去办。

不要让自己恐惧睡眠时间的长短，只要你白天不觉得累就是睡够了。如果你在上班中、看电视或者其他活动中打瞌睡，说明睡眠不够，那就把睡眠时间调整下，把睡眠时间调长一点。而且这样调整的时间要有一段时间，不能是调整一天两天，没有效果。

问卷第9题：中午睡不睡觉，因人而异，有些人需要中午补一觉，恢复精神，有些人中午睡了晚上睡不着，所以要发现自己的规律，如果你中午睡了晚上睡不好，看看中午不睡晚上是否睡得好，这都需要自己去发现。

问卷第11题：如果你的工作需要加班，对失眠者来说，因为加班导致睡眠时间混乱，可能会加重失眠，失眠者可以和单位进行沟通，或者是自我调整，把自己的生物钟调整到和通勤时间相适应。这对于失眠者来说有点难，因为本身就睡不好，对睡觉有恐惧心理，如果单位要加班，自己本来就很不规律的生物钟就更加混乱，就会担心自己的睡眠，入睡可能会更加困难。

问卷第12题：这道题很重要，这直接可以找到你的失眠原因，所以大家都要认真地思考，到底是什么时候，因为什么事情让我失眠。

问卷第13题及后面几条，如果确定有这些情况发生，那就是医学所说的"周期性肢体抽动症"，这种病症在你的身体向好的方向发展的时候，就会慢慢得到缓解。也可以去正规医院治疗，不是什么大问题。

47 睡眠日记

　　首先排除身体上的疾病引发的失眠，我们就知道自己的失眠就是心理出了问题而导致的，我们的心理为什么会出问题？那是我们的现实生活出了问题，所以，我们要随时地了解我们的失眠和现实的关联，我们对待失眠的态度一定要积极，我建议失眠者写失眠日记，因为失眠日记能记载失眠的时间、地点，失眠的情况、环境等，在记录一段时间后，可以很直观地看出自己的失眠情况的变化和原因。

　　行动起来，失眠的朋友们，制订每周失眠日记，记录的重点：①当天白天自己做了什么事情，心情怎么样，和家人朋友是否发生不愉快等，把白天的情况记下来。②晚上什么时候上床？大约什么时候睡着？什么时候起床？中途醒来几次等都要详细地记录。③在自己工作生活的环境中是否感觉愉快，出门在外睡眠如何都要记载得清清楚楚。④晚上是否有喝酒、喝咖啡等影响心情的活动，需要记录清楚。

　　只要你坚持两个星期，一定会有发现，当天发生的事情也许影响了当晚的睡眠，或者是工作生活给予你很大的压力。通过睡眠日记，你会发现睡眠的变化，从而找到为什么那天睡得好？为什么那天睡不好？那天发生了什么事情？这些日记会帮助你的睡眠走向正常。

失眠日记的重要性不言而喻，大家只要记录了失眠的细节情况和当天发生的事情，工作生活中的开心和痛苦，你就会知道什么事情影响了你的睡眠？是谁夺走了你的睡眠？从而找到根源，深挖问题，解决问题，就是酣睡的前提。

48 失眠者自我疗愈的步骤

用五周时间进行自我疗愈；

第一周：了解自己的失眠是身体疾病引发的还是自己心理出了问题？排除身体疾病，如有身体疾病先治病。

第二周：①了解失眠在什么时候、具体哪一年哪一段时间开始失眠，那段时间在你的身上发生了什么事情？找出答案。②开始写失眠日记。

第三周：改变你对睡眠的看法，养成助眠的好习惯，了解影响失眠的环境因素和生活方式。这个时候你基本上就明白了为什么失眠，失眠的症状和程度，属于哪一种失眠。

第四周：树立自我疗愈减压的观念，学会自我助眠的方法，学会忘掉压力。

第五周：心灵的自我疗愈，学会松弛疗法，不间断自我放松，打败失眠。

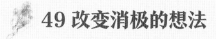

49 改变消极的想法

下面这些想法是消极的想法，我们需要改变。

1. 开车时旁边的车突然改道吓到你，你觉得非常不爽。

2. 为什么在上班的时候红灯那么多?

3. 这个世界坏人太多了，没有良心，只知道害人，吃的都是有毒的食品，没有安全感。

4. 无限放大社会上不良事件。

5. 遇到某一些事情时，认为自己肯定做不好，没有积极的一面。

6. 认为别人不会喜欢自己。

7. 一早上就塞车，上班又要迟到了，这个城市交通太差，我怎么会在这个城市上班?

8. 今天这个业务我估计做不到，和客人沟通不是我强项。

9. 经常唉声叹气，对自己不满。

10. 觉得和家人的关系紧张，别人都不理解你，不愿和他们交流。

11. 受到领导的批评，认为领导都是针对你。

12. 自己没有本事，这个世界太现实了，自己很难找到稳定的工作。

13. 手头没有存款，做生意没有本金，再怎么努力都很难改变自己的现状。

要改变消极的想法，需要多思考以下问题。

1 我是不是无限放大了不好的一面？

2 我的这些想法真的正确吗？

3 我怎么知道事情发展到这个地步？

4 这件事最坏的结果是什么？

5 我是不是小题大做，或者杞人忧天？

6 我如何从另一个角度看这件事情？

7 如果过去一年后，这件事情还会让我觉得重要吗？

8 我是不是老是用糟糕、可怕、从来、总是、怎么老是、从未等词语来和别人说话呢？

9 这件事情是否有好的一面呢？

10 如果我只有三个月生命了，这件事情还是那么重要吗？

11 如果我是他，我会怎么想？

12 我会不会有悲观情绪呢？

以上12个问题，可以重构你的认知，有助于你看清自己的消极思想对事情和对你自己的影响，有助于缓解压力，经常这样问自己，你就会用正确的、更实际的想法来对待生活。

50 养成健康的睡眠习惯

1. 在你很困的时候上床睡觉。

2. 在你喜欢的环境中入眠，比如被子、床、灯光等按自己的喜好布置。

3. 在上床之前放松，进入睡眠状态。

4. 上床后不要想马上睡着，因为它会让你睡不着。

5. 一定要按时睡觉、按时起床，哪怕没有睡着。

6. 不要把没有睡觉的时间放在床上度过，缩减在床上的时间。

7. 就算没有睡好也没有关系，坚信第二天你会睡好。

8. 保持写睡眠日记。

9. 要明白你的无意识形成的一些睡眠习惯，会带给你一些收获，也可能带给你条件性失眠。

10.睡前不要生气，保持心情愉快。

11.明白许多事情就是想也没有用，不如白天好好努力，争取改变现实。

12.晚上怎么想都不会有钱掉到自己的口袋。

13.睡前三小时不要喝茶、喝咖啡、少吸烟或尽量不吸。

14.你睡不好和别人没有关系。

15.有时候睡不好是提醒你有事情没有做好，不要纠结，没有关系，等到白天时再处理好你的事情。

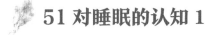# 51 对睡眠的认知 1

回答下面的题，看看你认同的有多少，了解自己对睡眠的理解正确与否；

1. 如果我今天没有睡好，明天一定要小睡一下。

2. 我经常担心自己睡不好，总有一日会崩溃。

3. 我需要提前一小时上床，为睡觉做准备。

4. 躺在床上，也会有睡意，就是睡不着。

5. 如果我睡不好，就不能好好工作。

6. 我脾气大，焦虑和急躁都是因为没有睡好引起的。

7. 我每天需要睡够 8 小时，第二天才有体力。

8. 晚上我老是想一些子虚乌有的事情，也会想那些很难解决的问题，无法控制自己不想。

9.如果我不能治好我的失眠问题，我的人生肯定会很艰难、很痛苦。

10.失眠为我的工作、生活、家庭带来很多问题，我感到不会有美好的未来，因为我战胜不了失眠。

上面的10道题其实都是对失眠的错误认知，对照每一条，看看你是怎么理解的，认识到自己错误的认知，改变自己对睡眠的认识，就会放下许多不必要的烦恼。

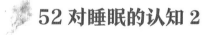

52 对睡眠的认知 2

对照以下问题，看看和你的真实想法相符的有几条？

1. 你是否经常在上床之前有焦虑，怕睡不着？

2. 你是否有一个闹钟放在随时可以看到的地方，你要随时看时间？

3. 你是否从没有计划过好好睡一觉，如何睡好觉，你没有思考过？

4. 睡觉没有规律，从没有设定几点睡觉，几点起床，或者都是被动的？

5. 你是否在上床睡觉之前，或者在床上有吵架的经历？

6. 你经常想一些不好的事情，比如第二天的事情我怕做不好等沮丧的想法，让你无法入睡？

7. 你是否经常工作到深夜？

8. 你是否有出门在外就会失眠，有很担心失眠的想法？

9. 你是否觉得在家睡不好，在外面睡又会好一些？

10. 你是否在周末睡得好，因为你不用担心早上要早起去工作？

11. 你是否一星期都不去运动？

12. 你是否在吃安眠药？吃后你觉得好睡？你是靠安眠药才有好的睡眠吗？

思考以上的问题，对照失眠日记，你就知道自己为什么失眠。

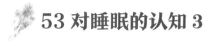 53 对睡眠的认知 3

身体情况调查问卷：

1. 你是否有严重的心力衰竭？是否有心律失常的疾病？

2. 你是否吸毒？

3. 你是否有严重的胃病？

4. 你是否有呼吸睡眠暂停综合征？

5. 你是否有严重的前列腺疾病？小便需要很久才干净，而且晚上小便多？

6. 你是否经常过敏？鼻炎严重，经常鼻塞，晚上影响你睡眠？

7. 你是否有严重的颈椎病、头痛病？严重到影响睡眠？

8. 你是否有背上疼痛的疾病？是否有严重的关节炎？

如果有以上的情况出现，要先到医院治疗，以上这些情况都会影响睡眠，要全面地检查身体，排除身体上的疾病，然后才能睡个好觉。

54 失眠与紧张的情绪

科学的研究结果表明，紧张有三种类型：①心理紧张；②肌肉紧张；③交感神经兴奋。

心里紧张主要表现为在你遇到事情时，容易激动，有时很神经质，每天思考很多很多的问题，经常焦虑不安。

肌肉紧张主要表现在身体的一些部位，比如经常来来回回地走来走去，不停地用手敲击自己的手和脚，有时肌肉僵硬，磨牙等，有以上情况发生，就是肌肉紧张。

交感神经兴奋表现为紧张时，你的身体分泌的肾上腺素比平时多很多，心跳、呼吸等身体活动均被交感神经控制着，紧张时，你会感到手很冰凉，因为肾上腺素使你的手指血管收缩。

以上三种情况，失眠者肯定都有经历过，有的甚至三种情况同时出现，有些失眠者心理紧张但没有肌肉紧张，有的失眠者肌肉紧张同时伴有交感神经兴奋等情况。失眠者大多数都是过度觉醒，无论从身体和心理都处于高度运转状态，不管是白天还是晚上，心理紧张，肌肉紧张，身体的新陈代谢和脑力活动均处于高强度状态。

有些放松疗法只是对一种紧张情况有用，当你试着做放松疗法时，要观察自己的失眠缓解情况，如果效果不大，就要调整放松的方式。

要了解自己的失眠类型，失眠严重与否，失眠的根源所在，才能更好地进行针对性治疗。

附 压力测试表

压力分类	1	2	3	4	5	6	7	8	9	10	11	12
工作												
家庭												
财务												
健康												
生活												

按照表格上的标注，测试你在各种领域的压力，1分代表没有压力，5分代表有压力但还可以应对，后面每高一分就代表压力增大一级，9分、10分表示你已经有支持不下去的想法，快要崩溃。

了解自己的压力，尽可能地解决它，或者换一种思维去理解它。美国人有句谚语"打不过的敌人就是朋友"，我们既然不能解决某一些事情，那就接受它，接受事实，和它共存，有些事情时间可以解决。

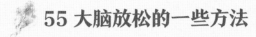 55 大脑放松的一些方法

1.坐在床上，缓慢地深呼吸，等到呼吸平稳，想象自己坐在云彩上，像神话里面的飞天一样，慢慢地飞上了天空，天空很美，很安静。

2.深呼吸，用鼻子吸气，嘴巴吐气，嘴唇微微张开，尽量长时间地吸气、吐气，在吸气吐气的过程中，注意力集中在自己的呼吸上，心里感觉自己不再紧张。

3.想象一个和尚在敲木鱼的声音，没有间断地敲，把注意力集中在木鱼的声音上面。

4.数羊。从一只羊、两只羊数到一百只羊，然后又从一百只羊倒数到一只羊，如此反复，注意力集中，再想象你在一个黑板上大大地写上一只羊、两只羊……

5.睡在床上，想象自己的身体就像烟灰一样，慢慢地从脚到腿到腰到手都变成了灰烬，飘浮在空中，慢慢地随风飘散，直到自己睡着。

6. 创造想象。想象自己已经进入一种空灵的状态，从头到脚，感觉太阳照在身上很温暖。

7. 如果你能够不想，那就最简单，让思维处于比较空洞的状态，这种状态一般的人很难达到，但这是一个最有效的方法。

56 腹式呼吸

腹式呼吸是目前全世界最好的一种全身心放松的方法，而且对身体健康、缓解紧张和失眠都有好处。接下来我就把腹式呼吸的方法告诉大家：

1. 平躺在床上，注意力放在呼吸的节奏和深度上面，深呼吸，不要试图改变节奏和深度，就是自然地呼吸，在感受到自己的呼吸有了节奏之后，开始尝试用腹式呼吸，把一只手放在腹部，另一只手放在胸腔处，感受腹部随着呼吸起伏，而胸腔没有什么变化，首先不用呼吸得很深，只要保持同样的节奏，用腹部呼吸、觉得自己舒服即可。如果用腹部呼吸有一点困难，那么把手放在脑后，把头垫高，可以得到缓解，如果胸腔只是轻微的起伏，没有问题，也可以放一件东西到腹部上面，只要能够感觉到腹部的呼吸就可以，如果觉得不太舒服，可能因为呼吸得太慢，身体里的氧气供应不足。呼吸太快会使身体里的氧气太多，也会出现身体不适。当你渐渐适应这种呼吸的方式后，你的呼吸就可以稍微有些变化，每一次呼吸完成以后，就是一呼一吸算一次，请屏气半秒钟，想一想，刚才的呼吸是否顺畅，是否顺服，当你慢慢地适应这种方式后，你的呼吸就会变得很通畅，每次的呼吸都一样，吸气、呼气、屏气、吸气、呼气、屏气，这样如此反复，有一些人学习得快，有些人学得慢，没关系。

只要你每次感觉到吸气、呼气、屏气的节奏后，就可以进入下面一个步骤，呼吸的时候用心感受气流，感受气流流过口腔或者鼻腔的过程，找到你能够对呼吸感受得最好的部位，找到后一定要把注意力集中在这个部位上，完全地关注这个部位，感受新鲜空气进入和体内浊气的呼出，从这个时候开始，每当你做腹式呼吸的时候，组织好呼吸的节奏后，就集中注意力感受这个部位空气的进出，一旦你掌握了所有的腹式呼吸方法后，就能够让你真正地完全放松。

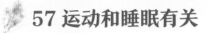

57 运动和睡眠有关

　　很多失眠的朋友们都不喜欢运动，因为本来就失眠睡不好觉，可能身心疲惫，但这个时候，如果坚持运动，对失眠的改善肯定很大，在你规划治疗失眠的计划中，一定要制订保持每星期2~3次的运动，运动能够让你身体感到疲惫，从而改善睡眠质量，同时让你保持健康，疲惫和健康都能够帮助睡眠，运动还可以带来更深层次的睡眠，运动员和那些身体健康的人深度睡眠都多一些。运动最好选择在下午，对于失眠的朋友不要在睡前或者早上做运动，本来就没有睡好，早上心情不好，晚上睡觉前不适合做运动。做运动不是每次都要筋疲力尽的时候才结束，只要你觉得有出汗就可以了，就能够燃烧能量加速新陈代谢，增强心肺能力，强健骨骼，使肌肉更有弹性。运动后让人感觉自我良好。增加自我认同，增加自信。慢跑很适合那些四五十岁的朋友，对治疗抑郁症有疗效。大多数轻微抑郁和焦虑，特别是伴有失眠的人，每周3~4次的锻炼，对改善睡眠还是很有效的，有些散步也能愉悦身心，轻快的散步就可以让你的心跳加快、呼吸加深，可以让你甩掉紧张和焦虑。比如说骑自行车，跑步、游泳、散步、跳舞等有氧锻炼，可以让自己活跃起来，但失眠的人一般都不要太剧烈运动，失眠者身心疲惫，运动过于激烈会影响身体健康。

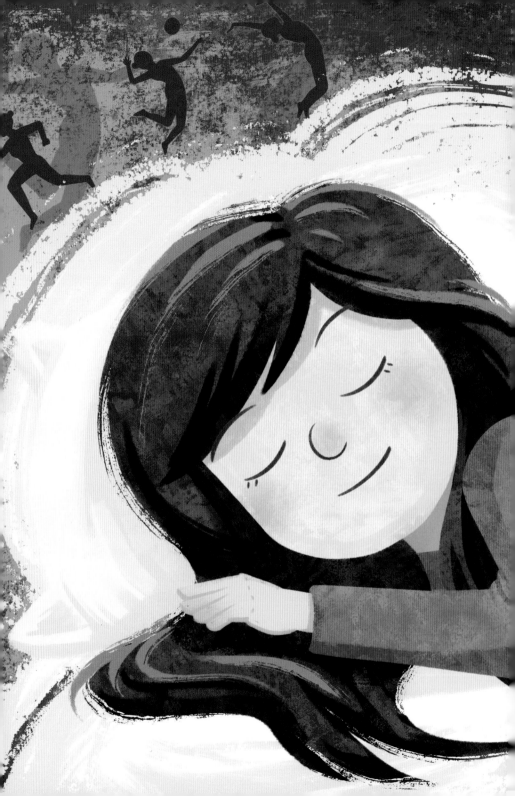

58 医生和药

现在许许多多的医生也失眠，而他们对付失眠的办法，就是吃安眠药，我有一个心血管科的医生朋友，他就经常失眠睡不好，就靠吃安眠药来解决，而且换着吃各种安眠药，他说这样就不会对某一种药上瘾。

失眠去找医生看病，他也只会给你开安眠镇静药，除非你去看心理医生，但简单地看一看心理医生解决不了问题，因为他没有时间，他不会把时间花在你一个人身上，他有不断前来看病的患者。大部分医生对失眠无所适从，没有办法，他们没有接受过专业治疗失眠的培训教育，大部分国家对失眠研究经费拨得很少，一般医生基于职业因素，只是对失眠略有了解。失眠治疗是一项技术活，不是一下就能学会的，现在医学界尚未研发出治疗失眠的有效办法，这是失眠症患者无法向医生求助的一个原因，因为医生也不知道靠什么方法来改善睡眠，什么方法是治疗失眠最正确的方法，医生也不知道，只有给你服用安眠药。但人们都知道，安眠药不安全，只能暂时缓解失眠的问题，不能从根本上改变，而且安眠药带来的副作用远大于其疗效，时间一长就逐渐失效。此外，服用安眠药会使人们更加相信自己解决不了失眠，需要借助外力，对自己没有信心，服用安眠药的人会产生依赖，从而感到无助、失控，缺乏自信，但最最重要的是，安眠药不能治疗失眠，因为它无法消除失眠的根源，因此，你依赖安眠药的时候，你的睡眠可能会在药物使用期间有所改善，但是一旦停药，失眠症又会复发，而且比以前更为严重。

59 成功治疗失眠的 15 条法则

1. 将失眠问题看作是可以自己解决的问题。

2. 改变自己对失眠的错误思想，改变对睡眠消极紧张的想法。

3. 训练自己更有效适应压力的能力。

4. 诱发松弛反应，学习锻炼松弛的方法，让自己松弛下来。

5. 减少在床上的时间，按时起床，强化大脑的睡眠规律。

6. 养成晒太阳的习惯。

7. 每星期在规定的时间锻炼身体。

8. 不要努力想睡着，改掉努力睡着的思维习惯。

9. 和家人多聊天可以改善心情，提高效率。

10. 培养对睡眠的控制感，觉得自己有能力控制。

11. 一个晚上没有睡好没有关系，坚信肯定会在第二天睡个好觉，因为人不可能不睡觉。

13. 关心自己的外表，就是没有睡好也没关系，该打扮的不要随意。

14. 找自己信任的人聊天。

15. 有和失眠共存的决心，就像你有慢性病，难道就不活了吗？

60 改变习惯从"嘴"开始

失眠的朋友大多心情烦躁，有吸烟喝酒的习惯，并希望借此解闷解愁。但有资料显示，吸烟、酗酒和喝咖啡也可以影响睡眠，特别是咖啡，咖啡因的摄入会让我们感到兴奋和刺激，就是睡眠正常的人如果睡前喝咖啡也有可能当晚睡不好。有研究表明，失眠者的神经比正常人的神经兴奋度要高，本来失眠者在睡前大脑高速运转，喝咖啡、吸烟可能导致入眠更加困难。

吸太多的烟和喝咖啡一样，可能引起颤抖、心悸、低血压、腹泻、腹痛、紧张等。当然，戒烟的要求可能对你有点高，但尽量地少抽是很有必要的。

我们国人对酒的喜欢无法形容，有人可以花几十万元喝一瓶老酒，也有人专门修地窖来藏酒，酒文化在我们中国那是源远流长。而且，许多的失眠者认为，睡前喝一小杯酒有助睡眠，以前那几年我三妹失眠的时候，也用过红酒来治疗，效果不明显，不仅失眠没有治好，酒量反而很大。经常酗酒的人睡眠肯定不好，容易醒来，无数次中途醒来，无法深睡，而且对身体的影响非常大，要朋友们戒酒可能难度很大，但我们可以记录下自己喝酒后的睡眠情况，和没有喝酒的睡眠情况对比，慢慢摸索，找到自己的睡眠模式。

喝茶也会影响睡眠，失眠者晚上尽量不要喝茶，喝茶和吸烟一样，会使人兴奋，让你精神抖擞，晚上最好不要喝。

61 睡眠环境

失眠的人对睡觉的房间比较挑剔，总认为睡不好和睡觉的环境、床、房间有关联。我妹妹以前去外地出差，自己带被子、枕头，出去一次真不容易，我也一样，以前失眠的那段日子，我买了一个特别大的箱子，装下两个特制的枕头，没有自己的枕头睡觉总觉得缺了一点什么，睡觉时就好像呼吸都不顺畅。新中国成立初期，林彪也睡不好，打了一辈子战，一停下来不习惯，而且林彪身体也有病，据说每次出去考察都要另外开一辆车，装上他的床上用品，而且他喜欢在车上睡觉，司机有时看他睡着了，就在城里打转，不停下来，想让他好好睡一觉。

睡觉前可以检查下自己睡觉的环境，是否有噪声，是否干净，周围的空气好不好，有些人希望在密闭的空间睡觉，有些人喜欢打开窗户睡觉，觉得空气流通，自己才舒服。买一个自己喜欢的枕头，床单被子都要干干净净，床是软床还是硬床，自己喜欢什么就要换什么床，光线、空气都按自己喜欢的来调整，让自己的心安定下来，不给心找失眠的借口，上床的时候，就会觉得都是按自己的喜好调整的，剩下的就是好好睡觉。

有些人睡前喜欢听听音乐放松，但有些人又不需要，这根据个人喜好决定。闹钟对失眠者来说是非常重要的器件，失眠的人都喜欢有个钟放在看得到的地方，随时关注自己睡了多久，多久时间没有睡着？但有时闹钟滴答滴答的声音也会影响入睡，失眠的人应该把除了睡觉的东西，其他的物件都放在外面，睡觉的时间就什么都不管不顾了，放下一切，好好睡觉。

　　自己的睡房如何适合自己，自己找出来，了解自己的喜好，根据自己的反应和喜好，安排自己的睡房，给心一个睡好觉的交代。

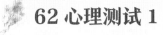 62 心理测试 1

1.你在大多数的时间里感到无聊或者不满现状？

2.你是否觉得大部分的时间都没有价值，自己活得很糟糕？

3.你是否经常无缘无故地伤心，且越来越严重？

4.你是否觉得未来没有希望，很悲观失望，且认为不会好起来？

5.你是否将所有的事情的失败都认为是自己的问题？

6.你是否感觉到自己总让家人失望，你对自己也失望至极？

7.你是否不再刻意地装扮自己，不再注重形象？

8.你的不好的情绪是否会影响你的工作？

9.你是否会莫名其妙地感到累？

10. 你对性生活是否失去了兴趣？

11. 你是否早上感觉很不好，晚上好一些？

12. 以前你随便就可以完成的事情现在好像有一点难以完成？

13. 你的亲戚或家人有没有因抑郁症住院的？

14. 你是否经常哭泣？

15. 你是否想过自杀？觉得自己死了可能就都好了？

如果上述问题你的答案有五个以上的"是"，就要考虑可能是抑郁引起的失眠。

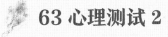# 63 心理测试 2

1. 你是否经常感到胸闷，喉咙好像堵住一样？

2. 你是否很难自我放松？

3. 你是否经常感到不安、急躁和焦虑？

4. 你是否无缘无故地感到紧张不安，想发火？

5. 你的手心是否经常出汗，或者冰凉？

6. 你的心脏是否有时不受控制地乱跳？

7. 你是否会觉得自己说话会伤害别人？

8. 你是否经常觉得很累？

9. 你是否经常为那些不重要的事情担心？

10. 你是否担心要发生什么灾难?

11. 你是否很担心未来?

12. 你是否很难以集中精神?

如果你的答案有 4~5 个是"是",那就要考虑你是否有焦虑的问题,焦虑情绪不是什么很难治疗的大问题,许许多多的人都有焦虑的情绪,但要知道自己的问题所在并加以注意,自我放松,自我疗愈,不能任由焦虑情绪发展下去,引发更为严重的问题。

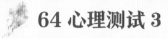 **64 心理测试 3**

1. 你的家庭给你带来了很大压力吗？

2. 你下午和晚上是否喝茶或者喝酒？

3. 你吸烟吗？

4. 你每周都运动吗？

5. 你是否都是为了生存而工作，从没有为了一件自己喜好的事情努力过？

6. 你每周的工作时间是多久，五天或者更长，工作时间外需要加班或者要做其他家务？

7. 你是否经常吃镇静剂之类的药品？

8. 你每年都会休假吗？会休息多久时间？

9.你和自己的家人或者领导的关系怎么样？当一个对你重要的人和你的关系紧张时，会不会让你有压力？

10.你会经常觉得无助？经常觉得无聊？

11.你是否赌博？

12.你是否有团体活动？

13.你是否会安排时间和家人旅游？

了解这些生活习惯，就可以了解自己的习惯是否和失眠有关系，不良的生活习惯容易引起失眠，合理地工作和锻炼，让心灵得到放松，劳逸结合才能有一个健康的心理。

65 布钦疗法

我们经常会听到有人说，我一出门或者是一到别的地方就睡不着。这是真的存在的，我有一个朋友，他在家里经常失眠睡不好，但他在公司加班时，睡在公司，却睡得好，他和我聊问我为什么？他是熟悉了公司的环境，把自己的内心都放在那个环境里，他的心和他的工作环境联系在一起，虽然到家里很舒适，但找不到他真正需要的那种环境，也就是说，我朋友熟悉的那个环境家里没有，这种情况比较多，换个地方就睡不着，这叫作条件性失眠。

里查德·布钦博士发明了一种针对条件性失眠的治疗方法，刺激控制治疗法，用以抵消失眠者在转换环境时失眠形成的条件，这个方法对条件性失眠比较有用，叫"布钦疗法"，下面将这种疗法的步骤告诉大家：

1.在你觉得非常困的时候才上床。

2.床只是用来睡觉的，在床上不能看手机、看书、看电视。

3.如果你睡不着，请你到另一个房间去，等到非常想睡觉的时候再上床，如果还是不能入睡，就再次起来，到另一个房间，这样就是把床和睡觉联系到一起，而不是把床和睡不着、紧张联系在一起。

4.按这种方法一直重复，直到睡着为准。

5.调好闹钟，即使晚上只睡一小时，也要在规定时间起床。

66 给自己留下进入睡眠的时间

我们不是机器人，想睡就睡，想工作就工作，要睡好觉之前，我们需要一个时间段进入睡眠状态，进入睡眠状态的方法很多，比如先泡泡澡，有的人会和家人孩子聊聊天，缓解下紧张情绪，有的人喜欢看看电视，看看书之类的，但不管什么方法，都不能在睡前发怒或者和谁争吵，这样对睡眠的影响很大，你就会需要更长的时间来恢复平静，然后才进入睡眠状态。

睡前放松可以听听音乐，比如舒缓音乐、瑜伽放松音乐、镇静的音乐等，也可以做一下放松筋骨的运动，比如打开胯骨、伸展脚腿、舒展身心的运动，不要做剧烈的运动，放松一下即可，这样对睡眠有帮助。

还有许多研究表明，性生活对于睡眠有帮助，许多人一直认为一次舒畅的性生活对于睡眠是有帮助的，如果你认为有用，那就去尝试，因为你觉得有用的事情，心里会暗示你做这件事有用，你做完后也许就真的有用了。

每个人的失眠情况不同，放松的方法也不同，自己要找到适合自己的方式，进行睡前放松。有时和爱人聊聊天，在家泡泡脚也是很好的放松方式，只要记住，睡前不要想那些自己很难过的事情。总之，睡前放松有其必要性。

67 认识睡眠

睡眠是我们生活中重要的一部分，但是大多数人对睡眠知识了解甚少，睡觉的时候发生了什么？睡觉的目的是什么？睡眠会随着年龄增长而发生变化吗？失眠的种类有多少？失眠是怎么产生的？等等，这些问题大家都不一定很清楚，所以了解睡眠，对睡个好觉显得至关重要。

曾经人们都认为人睡着了就和外部的世界分开了，身心停止运转，都进入了睡眠状态。但近几十年来，借助科技的发展，研究人员测量出了脑电波，也就是脑电图，科学家发现，睡眠是一种动态现象，有着它自己的生命。当你躺在床上准备睡觉闭上眼睛的时候，一开始大脑处于清醒状态，大脑中会想很多问题，此时会出现名为"阿尔法（α）"的脑电波，在这种状态下，你的思维渐渐放松，接下来你会进入第一阶段的睡眠，这是介于清醒与睡眠之间的放松状态，肌肉紧张逐渐减轻，心跳减慢，体温下降，血压下降，这个时候又出现了一种更缓慢的脑电波模式——"西塔（θ）"脑电波。在这个阶段，大脑中会有一些零星的思维，好像做白日梦。比如说有人在开会的时候打瞌睡，听课的时候打瞌睡，这时这个人进入了第一阶段的睡眠，大部分的人从第一阶段睡眠中醒来，大部分的人以为没有睡着，只是打了一个盹，由于我们很容易从第一阶段清醒过来，所以不会将它视为真正的睡眠。经历了第一阶段睡眠后，你将进入第二个真正的睡眠阶段，身体会更加平静，慢慢地和外界脱离。在这个阶段中，脑电波模式被称为"睡眠梭状波"和"K–复合波"，这是我们的大脑在进入深睡前企图清醒的间隙性反应。第二阶段的睡眠也容易被外界唤醒，我们把它称为浅睡眠阶段。

进入第二阶段浅睡眠状态40分钟左右，我们就会进入深睡阶段，深睡眠中呼吸、氧气消耗、心率、血压等的生理活动都会明显降低，降到一天中的最低点，这个阶段科学家称之为第三、第四睡眠阶段，也就是慢波睡眠或深睡眠阶段。

40分钟左右的深睡后，我们又会重新回到第二睡眠阶段，然后我们就会进入到感情丰富的有梦的浅睡眠中，很多人不知道自己在做梦，因为醒来时记不起来了。做梦时大脑活动十分活跃，心率和血压逐渐升高，脑电波频率加快，科学家把这段时间的睡眠称之为快速眼动睡眠。

在一夜的睡梦中，我们渐渐从第一睡眠阶段到第三、第四睡眠阶段，然后进入浅睡眠阶段，再到快速眼动睡眠，整个睡眠过程大约90分钟，有的人睡眠很好，一晚上可能经历4~6次这样的转换。

随着时间的推移，年龄的增大，我们的睡眠会越来越浅，因此，在后半夜更容易醒过来，一晚上醒来3~6次，或更多次的醒来都是正常的，特别是当我们从一个睡眠阶段过渡到另一个睡眠阶段的时候，更容易清醒，但我们通常在几秒钟内又会重新进入睡眠状态，第二天早晨忘了自己曾经清醒过。

68 慢性失眠

生活中发生一些重大改变的时候，我们有可能会引起偶尔的失眠，这是正常现象，在生活的压力下，失眠十分常见，因此，一些睡眠专家猜测，失眠可能有适应功能，迫使我们花更多时间思考和应付这些压力因素。

但这种失眠一般都不会持续很久，几天或者几个星期，一旦没有压力的时候，我们又回到以前可以睡个好觉的状态。

然而，有些人就不那么幸运了，虽然最初的压力已经没有了，但失眠却已经深藏在自己的身上，一个月或更长时间的失眠，这种失眠会隔三岔五地来找你，也可能天天失眠。周而复始，时而严重，时而轻微，这种失眠常常持续好几年，我们把这样的失眠称为慢性失眠。

为什么有些人的短期失眠会发展成慢性失眠？而有些人却不会呢？因为某些人一遇到短期失眠就忧心烦恼，太过于注重失眠的危害。连续几个晚上的失眠，对失眠就很敏感，一到快要睡觉的时候，他们就开始预感到自己睡不好，很早就上床睡觉，或者不敢上床睡觉，过早地选择吃安眠药，到睡觉的时候就开始思考不吃安眠药估计难以睡着，吃了安眠药又担心有副作用，最后，服用安眠药上瘾，不吃安眠药的晚上，基本不可能睡着，自己把自己送进了失眠的深渊里。

为了解决失眠问题，许多失眠症患者开始不科学地强制调整各种行为习惯，力图解决失眠问题，这种做法在短期内看似有效，实际上却加剧了失眠。大家对于不良睡眠习惯，以及日渐增大的压力，是如何在短期失眠中恶化为难以控制的慢性失眠的，没有任何认识，没有科学的、有效的改变是不可能完全治愈失眠。引起失眠的因素众多，但慢性失眠的治疗应该集中到科学地改变自己的想法和行为，慢性失眠基本都是后天的想法、习惯和压力形成的，所以只要运用我们的一些技巧，就可以把这些习惯和想法得以改变，连根拔起。

当然，有些医疗上的问题也可以引起慢性失眠，比如说年纪大的人做手术之后都有很长一段的时间会失眠，因为手术的困扰和麻醉药的麻醉问题都会影响很长一段时间的睡眠。抑郁症，焦虑症等其他心理健康问题也会影响睡眠，许许多多有抑郁症，焦虑症等其他心理健康问题的人，都有慢性失眠的症状。失眠是许多精神疾病，如抑郁症、焦虑症的常见症状，失眠症患者也确实比睡眠正常者更容易感到抑郁、焦虑。慢性失眠者需要系统地学习放松知识，不间断地锻炼身体，学会舒缓运动，最重要的是解决生活中的压力源头，这非常关键，压力导致失眠，是不争的事实，和失眠共存其实是最好的解决方案，等到不再为失眠而恐惧的时候，等到你不是很在意失眠的时候，你可能就告别了失眠。

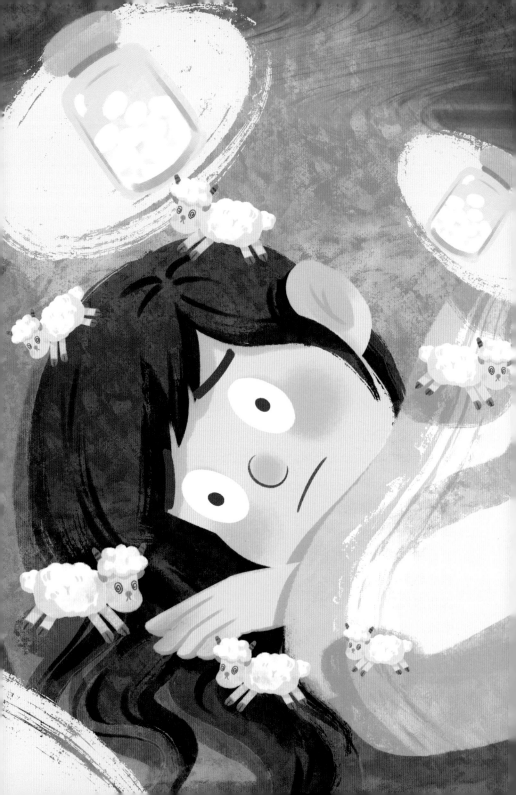

69 安眠药

安眠药治标不治本，改善睡眠并不持久，且会让失眠患者永久挣扎在失眠和安眠药依赖的循环中，许多人最终求助于安眠药。失眠让他们倍感无助和失控，但安眠药却加重了他们的依赖感、自卑感和罪恶感，最终不得不应付两个的问题——失眠和对安眠药的依赖。

过去几十年来，人们不清楚安眠药的副作用，而生产厂家却无限地夸大安眠药的功效，却不说安眠药的危害和副作用，因为没有厂家去研究安眠药的副作用。在美国有数千万人挣扎在失眠的痛苦之中，美国医学会有一项调查中显示，在美国每年有上亿人购买过镇静药，许多失眠者陷入了失眠与安眠药依赖的恶性循环中。实际上，超过 2/3 的失眠症患者都去看过病，每周有数晚服用安眠药，这些药都是医院开出来的，医生也对失眠没有办法，不知道如何摆脱药和失眠的痛苦，直到现在世界上还没有开发出没有副作用的安眠药。

现在人们都越来越意识到安眠药的众多弊端，服用安眠药的人数有下降的趋势，但对于失眠却仍然没有特效的药物，所以对于大剂量使用安眠药的患者要学会逐渐减量，比如说一段时间你每天都是吃两粒安眠药才能入眠，那么接下来一段时间你每天就吃一粒半，然后慢慢地开始逐渐减量，再过了一段时间，如果觉得自己接受了这一粒半的疗效之后，吃一粒半也可以入睡，就又开始减量到一日一粒，如此下去，慢慢地戒掉安眠药，或者是以前你每周要吃五粒安眠药，每晚吃一粒，那么现在你每周吃三粒，留两个晚上不要吃，直到完全摆脱安眠药的依赖。

70 评估睡眠日记

前面讲了自我评估失眠，是了解失眠、治疗失眠的最重要的第一步，所以睡眠日记显得尤其重要，你如果连续用两个星期的时间，每天都写你的睡眠日记，那你就看得出来哪一天睡不好，为什么睡不好？哪一天睡得好？为什么睡得好？你第二天早上写前天晚上的睡眠记录，一定要写前一天的时间，比如说哪天你什么时候关灯睡觉，什么时候起床，这就是你的睡觉时间，然后哪一天又吃了安眠药，哪一天没有吃？吃了安眠药，睡了多久时间，没吃安眠药，睡了多久时间？晚上你是不是老是看闹钟，焦虑、急躁都写得清清楚楚？星期六、星期日是否睡得好？因为星期六、星期日是休息日，没有上班的压力，也要根据情况进行评估，然后对一个星期的总体睡眠质量进行评估。当你睡眠日记记录到两个星期的时候，你就可以知道自己的睡眠情况。

1. 每周有几晚我们可以入睡，平均能睡几小时？

2，每周有几晚醒来后难以入睡，这时候我们通常想到什么？清醒了多久才能睡着？或者是醒来后就不能入睡。

3.每周有几天是过早醒来，再也无法入睡。

4.一周以来，我们晚上平均睡了几小时？

5.没有失眠的夜晚，晚上平均睡几小时？

6.每周有几晚能睡个好觉？

7.每周有几晚要服用安眠药才能入眠？安眠药剂量是多少？

8.失眠的夜晚，想一想白天发生了什么事情？是否对我们形成了压力？

然后对自己的睡眠进行评估，你就知道是什么影响了你的睡眠，是谁夺走了你的睡眠，然后解决它，就能睡个好觉。

71 不健康的情绪与利他行为

经常发火的人，身体会受到伤害。但人们生活在世界上，会遇到许许多多的不开心的事情，有时愤怒不可避免，因为人经常会受到伤害，遇到威胁、不公正的待遇，或者是被欺负，遭人贬低歧视，所以愤怒是一种反应，愤怒可以矫正不公，激励他人改变不恰当行为。然而，对于某些人来说，愤怒过于频繁，就会引起身体的不适，会适得其反，而且还会影响人际关系，增加自己心里的压力，当愤怒变成一种习惯的时候，就会影响健康，特别是充满敌意的愤怒危害更大，会导致血压升高，产生应激反应，心跳加快，血胆固醇升高，血管紧缩，特别是有心脏病的人，危害更大，因此，怒火冲天的人患心脏病的风险很大，减少发火可以预防心脏病，我们把这种过激的反应称为不良情绪。

科学研究表明长期的不良情绪不利于身体健康，甚至危及生命，可以让你无法把注意力放在有效的工作上，还会影响社会关系，所以减少发怒是我们必须要注意的大问题。

我们可以学会用笑和幽默来应对压力，笑的时候会麻痹疼痛，带来精神愉悦，在减少压力和减轻疼痛上，用幽默来应对压力的人与松弛疗法一样有效，幽默还可以提高免疫系统功能，每天大笑不止，对自己的病痛有麻醉作用，还可以改善睡眠。

一位日本学者经过长期研究发现，笑可以让我们更加随性地看待自己的生活。压力，焦虑，愤怒，抑郁等状态中，保持幽默可以缓解压力，让我们有时间改造不理性的思想，更积极地看待压力，促进认知重构。用幽默自我调解压力，正确看待自己的缺点，避免放大缺点，放松自己，懂得人无完人，更随性地看待自己，避免过多关注自我。

笑还可以打破紧张，减少人与人之间的隔阂，加强人与人之间的联系，减轻压力，增添积极情绪。帮助别人也是释放压力，不仅让人感觉良好，而且还可以减轻自己的压力，这种利他行为有利于健康，这是因为在关怀他人的同时，我们也能看到自己的行为带来的好处。过度关注自己，会让自己只注意问题本身而引起焦虑、抑郁。利他行为会减少自我关注，将注意力从问题与烦心事上面转移开。

利他行为还能带来以下好处，减轻压力以及对睡眠健康有积极的影响，更懂得关心别人，态度好转，更加满足于自己拥有的东西，更加坚信自己的技能与实力，自尊心与幸福感增加，愤怒与社会压力相应会减少。

帮助别人的时候，我们自己也获得快感，自己会觉得特别温暖，有很欣慰的感觉，精神也会变好，可以让自己放松、平静下来。帮助别人的行为，是我们人类进化的一部分，我们的祖先在远古时期，在大自然界，许许多多的猛兽对人类都有重大威胁，人类就是靠着互帮互助的团队力量，弥补了身体不足的缺陷，在凶险的大自然的环境中才得以生存了下来。利他行为是一种与身外之事产生共鸣的方式，让你更清晰更强烈地感受到了从利他行为中得来的快感和我们赋予生命的意义。

72 失眠者一定要学习松弛疗法

松弛疗法其实就是不断放松自己，放松肢体和心灵。自主神经系统是控制呼吸、心跳及其他自主功能的神经系统，20世纪60年代，人们认为随意控制自主神经系统是不可能的，后来，生物学领域的科学家有了一些振奋人心的发现，挑战了这种观点，发现只要改变心理活动，如思想、想象、概念、注意力，并运用生物反馈信号反映生理信息，我们可能会更好地掌控自主神经系统，紧接着针对性的研究发现，生物反馈有利于我们更好地控制脑电波、心跳、血流、血压、皮肤温度、肌肉张力以及其他的生理过程，这些研究结果证明了思想控制身体，松弛疗法能够减轻大脑紧张情绪，让内心平静，可以使身体应急激素分泌减少，心跳呼吸放缓，有时候血压也会降低，流向四肢的血液量增加，全身肌肉放松。

松弛疗法的几个重要步骤：一，松弛疗法一定要有环境，要在安静的地方闭上眼睛，减少分心。二，要找到舒适的姿势，放松肌肉。第三，靠聆听呼吸或大脑影像来集中意念，去除杂念，慢慢放下，每天的烦忧。

松弛疗法对焦虑症、恐慌症、头疼、背疼、关节炎、癌症、疼痛以及其他慢性疼痛都有好处。对胃肠问题如肠易激综合征，对高血压、心绞痛、心脏病及经前期综合征，不孕不育症及化疗引起的恶心呕吐都有好处。松弛疗法也可以帮助糖尿病患者稳定血糖水平，加快术后康复，它也经常用于帮助孕妇缩短分娩时间，缓解不适，而且还可以强化免疫系统，预防呼吸道感染。

失眠者要不断学习松弛疗法，不断自我放松，让自己内心慢慢平静，失眠的症状就会慢慢消失。

73 松弛疗法

前面说过，松弛疗法就是自我放松，从身体到心灵的放松。下面介绍松弛疗法的方法和步骤。

第一步，放松全身肌肉，躺下或舒服地坐下，闭上眼睛，放松全身，从头部开始放松，逐渐放松到脚趾。有些人喜欢从脚开始，按自己的喜好，一样可以达到放松的目的，放松的方式多种多样，有些人感觉到温暖、酥麻、轻飘飘的，有些人什么感觉都没有。

第二步，找到放松的呼吸方式，如果我们会用腹部呼吸，就可以有效呼出二氧化碳，吸入氧气让身体放松。面对压力时，我们常常是胸部呼吸，呼吸短又浅，而且直接屏住呼吸。这种情况下，我们不能有效地吸入氧气，呼出二氧化碳，因此，会给身体造成压力，导致废物在血液中积压，让我们更加焦虑。前面我讲过练习腹式呼吸方法，腹式呼吸的方法很简单，一只手放在腹部，一只手放在胸部，不要努力地呼吸或者是用力地深呼吸，放松和找到舒服的呼吸节奏，专注于腹部呼吸，你会感觉到腹部一起一伏，胸部不动，慢慢地你的呼吸会自然地放缓，达到身体的放松。

第三步，将注意力从日常的思维中脱离出来，运用一种意念聚集自己的注意力，你可以想象自己是武功高强的大侠，或者感觉到自己在腾云驾雾，或者是自己来到了自己喜欢的度假胜地，在草地上看一本很有趣的书，等等。你可以感觉或者幻想放松，从你的小腿—大腿—大腿内侧—小腹—胸部、头部、手部逐渐全身得到放松，你可能会有一种温暖，酥麻或者沉重的感觉，也可能会感觉到你的双手，和身体紧紧相连，或者想象着放松延伸到了前臂、上臂、肩膀放松感蔓延全身，花点时间感受，然后把你的注意力放在呼吸上，你会注意到你越来越喜欢腹部呼吸，而且呼吸更富有节奏，吸气时，腹部会扩张，呼气时则会收缩。你可以将腹部想象成一个气球，里面装满了空气，吸气时气球胀大，呼气时气球就会缩小，在腹式呼吸时就要放开杂念，将注意力放回到呼吸上面，最后按你的节奏做个缓慢的深呼吸，慢慢地睁开眼睛。进行松弛疗法时，会有什么样的感受呢？有些人进行首次疗法，常常会体验到生理上的放松方式，呼吸和心跳放缓，而有些人会感觉到新奇，沉重，温暖，甚至漂浮的感觉。

以上三个步骤就是松弛疗法的精髓所在，不管是失眠者还是正常人，都可以学习松弛疗法，松弛疗法对自我放松意义非凡，对缓解工作压力、愉悦心情等都有帮助。

进行松弛疗法，顺其自然十分重要，疗效要在放松自然的状态下才能实现，如果你有了杂念，总是努力放松或担心放松不下来，就要忽视杂念，重新集中意念。

刚开始松弛疗法带来的放松感只是暂时的，但短短几周后，身体的应激激素会越来越不活跃，松弛疗法的效果就会开始延续下去，几个星期后，就能快速自动地进入放松状态，减轻白天的焦虑情绪，改善对压力的掌控能力，每天抽出 10~20 分钟进行松弛疗法，如果你觉得时间短，可以把时间调整到 30 分钟。找一个安静的地方，避免噪声的影响，找一个舒适的姿势开始练习松弛疗法，在练习的时候不要中断，试着找到固定的时间练习，少数失眠患者可能几周时间都找不到放松的感觉，慢慢来，不用急，尝试把自己掌握的一些技巧用于对自己的放松上面，刚刚开始练习松弛疗法的人不一定马上就会改善睡眠，但要有信心，失眠不是一天形成的，治疗也不能一天就能有效果，慢慢来，当你练了一到两周之后就会有明显的效果。

不管在什么场合什么地点都可以进行自我放松，可以 20 分钟也可以更长，1~2 分钟的迷你放松也可以，你在办公室坐着，或者中午休息，或者在排队时都可以自我进行放松 1~2 分钟，这种短时间的自我放松都是有效果的。

74 自卑的人

　　自卑的人经常一个人独来独往，这是我们人类本能的出众之处，但同时也是局限所在，自卑的人从小没有得到爱的满足，在他们的身边，满是敌人，他们自己不知道，最后就连最亲近的亲人，也都是自己内心里不喜欢甚至是很排斥的人，他们不允许自己自然成长，既没有真正关心过自己，也不理解自己。在小孩子的时候，他们被迫为了成为这些人眼中的乖小孩而努力，如果不能成为这些人希望的乖小孩，就会成为这些人的出气筒，周围的成年人就像敌人般的存在。很可悲的是，这种环境中成长的孩子在成年以后，尽管遇到的人和事都发生了巨大变化，但他仍然会像儿时一样，有同样的感觉，身边都是敌人，小时候自己的真实内心不能表露出来的人都会自卑，小时候不撒娇的小孩长大也会自卑，小时候特别乖的小孩长大，很多也会自卑，因为他们渴望被夸奖是好孩子，他们被渴望父母在外面炫耀我的小孩是多么的听话，为了这些，他们付出了做最真实的自己的代价。

　　很多抑郁症患者就是为了满足父母的虚荣心，最后变成了神经质患者，他们的每一天都像徘徊在被禁锢的空间里，在这种禁止表达愤怒的情感环境里，很多父母觉得我们家的孩子是好孩子，读书听话，要他学什么就学什么，他们觉得这就是理想的好孩子，其实这是为了满足他们自己的病态的自尊心，这些父母将自己年轻年幼的孩子推入了地狱，但最可怕的是这些小孩却把这样的父母当做是生活中最出色的人，在自己的生活中就是最厉害的人，最后，他们也会效仿自己的父母，用同样的方式教育自己的下一代。

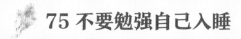 75 不要勉强自己入睡

不要勉强让自己睡着，当你躺在床上的时候，有这种想法努力让自己睡着的人，其实往往达不到效果，最后就是睡不着。只有当你不强迫自己睡着的时候，才有可能睡着。

我们是不是在自己看电视或者是看电影的时候想打瞌睡？可上了床之后却很清醒，晚上该睡觉的时候睡不着觉，到天亮快起床的时候，却又睡意很浓，如果你确实是这样的，那么你的问题可能就是上床后太想让自己睡着了。

很多人建议让大脑保持空洞，不要想任何事情，其实这是没有什么效果的。如果你能够控制自己的大脑，保持空洞的人都是能够入睡的人，不会失眠，就是因为很难控制自己的思维，大脑天马行空，想这想那所以导致思想活跃，大脑高速运转，难以入睡。

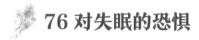

76 对失眠的恐惧

越是失眠的朋友，就越担心自己失眠，因为他们被失眠的折磨，已经深深地扎在自己内心里面，那种痛苦无法忘记，随时随地出现在自己的脑海里。

如果你在凌晨两三点的时候在想着明天怎么办，"自己现在还没有睡着，明天的事情肯定很糟糕"，那就很难睡着。到这个时候要控制自己不要想明天的事，去想另外一件事吧，把自己的思维分散，去思考其他的一件事情。你要想即使一个晚上没有睡觉，也不会对你第二天的事有什么实质性的影响，只是你的精神差了一点，没有关系，因为你这样害怕下去，只能是越来越睡不好，而且对你第二天的事情没有任何好处，失眠肯定是对第二天的事情有一点影响，但是你越是这样想影响却越大，所以为了挽回失眠对第二天的工作、生活的影响，就是告诉自己去想其他的事，关于明天不要想得太多了。很多人都告诉我们，睡眠很重要，工作、学习、家庭正常生活都需要有充足的睡眠，但是现在我们失眠了，这也是不争的事实，我们必须要接受它，其实短期的失眠不会有很大的影响，不要害怕失眠，这非常关键。因为你越害怕就越感到神经紧张，这对工作、生活、家庭都会产生影响，所以正确地面对失眠，这样反而更容易入睡。失眠者的内心特别敏感，他们觉得自己低人一等，而且在工作生活中对自己的外貌，做事的结果，别人的评价都特别敏感。美国人有一句谚语："打不过的敌人就是朋友。"既然我们暂时无法根治失眠，那么能不能和失眠和解，我们跟失眠做个朋友，与失眠同在，这样就不会害怕失眠。

77 规律作息

　　失眠的人规律作息特别重要，不管你是三点睡着还是五点睡着，你定好了七点起床就一定要起床，一定要让自己的生物钟有一个规律的作息时间，这样有助于治疗失眠。因为即使你睡下去，也没有什么好结果。反而扰乱了自己的生物钟，动物都有固定的睡觉和起床时间，就像狗一样，在睡觉的时候要在睡的地方转几圈，然后用鼻子嗅几下，最后才蜷在那边开始睡觉。当然，如果你制定了作息规律，时间让你觉得很紧张，那么你就改变一下，直到制定的作息时间表能让自己适应为好。

　　如果你对服用安眠药形成了习惯的话，要改变服药的习惯是很困难，这需要你先想好不服药的夜晚，肯定有几个晚上是难眠的，要有心理准备，但你要这样想，只要戒掉了安眠药，对身体确实有好处的，靠安眠药来睡觉的人，最终只会越来越严重，因为安眠药只能解决睡觉的问题，不能治疗失眠。今天你睡好了，第二天睡前又要面临吃不吃药的选择。所以，只有规律作息才能让自己的生物钟进入规律状态，自己的生物钟有规律，这对于治疗失眠有很大的帮助，甚至有些失眠者在生物钟规律后就自然进入自我疗愈的状态，慢慢就自我疼愈了。

78 设定自己的目标要结合实际情况

　　有一位诗人说，失眠的人都有野心。他认为失眠就是野心表现出来的症状，这个人就是很多年前的罗马诗人贺拉斯，他认为失眠的人，就是对自己要求太高，远离了自己的能力范围，他们想要的不是让自己活得很舒服，他们要有计划地活着。是的，很多人都有野心，但野心太大了，高估了自己，就要冷静下来想一想，给自己定位，把自己追求的目标放在一个适合自己的位置上，这样才能使自己心平气和，顺利完成目标任务，从而增加自己的信心。

　　没过长江怎知道长江水的汹涌，没攀登过珠峰怎知道珠峰的风雪？基础是一步一步打下来的，路是一步一步走出来的，就像锻炼身体一样，要循序渐进，否则得不偿失。那么你是不是因为野心而失眠呢？对工作要求很高，对自己的财务积累不满，对自己的家庭爱人感到不满意，或者是对你现实生活觉得不够完美而诱导了你的失眠吗？或者是欲望太多，感情、金钱还是野心？对照自己，总结自己，活在当下，才能把握未来。如果你是因为野心而失眠，那么静下心来好好思考，不要强迫自己实现难以满足的野心。野心不消失，失眠就难治好，有时候要经常思考我们的想法，是不是超出了我们个人的能力？这至关重要。

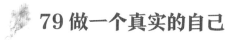79 做一个真实的自己

　　所谓做一个真实的自己，就是要听从自己内心的声音，我们要学会接受来自外界的压力，我们的目标是要正视现在，思考我们的过去，正确评估自己的能力，家庭的环境，自己的资源，才能规划好未来，不要对那些虚无缥缈的目标紧抓不放，要审视自己，扪心自问，做一个真实的自己。大多数人喜欢把别人的目标当作自己的目标，就像一个在政坛活跃的政治家，却想去当一名音乐家，一个多愁善感的人，却想当政治家，这是徒增烦恼而已。失眠肯定是疲惫的、痛苦的，如果你感觉到了这点，那么请在失眠的夜里，好好思考一下自己，我们现在努力的是不是我们想要的目标？是不是我们的目标跟我们的现实差距太大？适不适合我们自己目前的现状？不要让外界蒙蔽了自己的眼睛，要找到最合适的，最符合自己的目标。

　　不要把别人的期望当成自己的目标，不要把曾经外界的赋予的目标当作自己的目标，而要把自己目前的现实和自己的能力，家庭背景等综合起来，自己的目标按自己的能力来实现，是否符合家庭需要？如果觉得自己的目标过大或者是自己难以完成，那么就重新思考，重新找到最适合自己的目标，坚定地走下去。

如果你总是过高地估计自己，那么你要检查自己的心理，是否能正确地看待自己的当下，是不是不喜欢自己。因为你老是不能选择最适合自己的行动目标，而是选择最好的但不适合自己的目标，其实你就被那样一个最好的目标牵着自己，让自己走向一条自己无法完成的目标的道路，最终徒劳无益，一事无成。

80 得不到的东西就不要强求

　　命里有时终须有，命里无时莫强求，有些东西你越是强求，越得不到。只有在放松的情况下，可能才会取得最佳的效果，任何心态上的懈怠或急躁，都将带来不良的结果，所以为什么我们古人说人急无计。很多运动员在进行大赛前都要让自己放松下来，参加高考前的学生前两天也希望自己能够放松，不要紧张，因为只有放松才能冷静地思考，才能做出最正确的答案。所以我们要控制急躁的情绪，一旦发现我们很焦躁不安，很难安静下来的时候就不要做出任何决定，一定要让自己快速安静下来再思考问题。俗话说水到渠成。饭要一口一口地吃，路要一步一步地走，定好目标，一步一步地走下去，即使我们离目标还远，但我们每迈出一步，就是在前进，稳扎稳打，不急不躁，才能稳步向前。

81 人都害怕失败

很多渴望成功的人，其实就是很害怕失败，这是人之本性，谁都害怕失败，失败的经历是不好受的，失败的结果也让很多人承受不了，许许多多的企业家、领导、社会精英因为失败而失去了生命，失败的代价也是昂贵的，但是作为一个人，我们做事就只有两种结果，一种是成功，一种就是失败，这让我们无法选择，所以我们只能做下去，也不能害怕失败，因为有些事情我们无法预料后果。虽然我们不能预料事情的后果，但是我们可以控制自己，我们不能掌控失败，但可以控制自己的行为。

在遭遇失败的时候，不同的人会有不同的方式对待，乐观主义的人会在失败中吸取教训，而且乐观面对，把事情朝好的方向努力，朝好的方向思考，他们认为失败没什么大不了，站起来继续前行。

可悲观的人就觉得不能失败，失败了就完蛋了，欠钱、破产、失业，他们就觉得自己很难再站起来，觉得自己的生命岌岌可危，他们恐惧绝望，失眠就从这个时候开始了，所以乐观是我们生活中很关键的一环，我们不能掌控失败，但可以控制自己的行为，控制我们不让自己的心灵受伤，我们在做事的时候尽量不要做自己承受不了后果的事，自己看不清事情缘由的事，自己控制不了自己工作节奏的事。一旦做了这样的工作，你会感到太过焦虑。既然我们害怕失败，那么我们在选择做什么事情的时候，要慎重思考，一旦决定做下去就不要东想西想，要尽力而为，不要给自己留遗憾。自己努力过了，拼过了，最终即使失败了，败而无怨，心里无愧了，即使失败又有何妨？

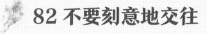 82 不要刻意地交往

　　人和人相处都是对等的，你是什么样的人就会有什么样的朋友。人的自身价值所获得的外在价值也一定存在着感应关系，如果没有这种感应，就算你再努力也无法维持长久。就像有一些人老想着结交更好的人脉，挖空心思地想进入更高级的圈子，妄想一步登天，这样是没有什么效果的。就算你一时得到，也注定不能长久，搞不好还会身败名裂，倾家荡产。因为人与人交往的核心，其实就是对等利益的交换。只有对等的交换，才有合理的帮助。无论是利益还是情感，没有这种交换，就无法建立关系，所以要记住，人脉不是你认识多少人，而是有多少人认识你。你没有价值，你认识多少人又能怎么样呢？所以"只有对等的交换，才有合理的帮助"，这句话才是精髓所在。你在最困难的时候，去找别人帮助的时候，你要想想，别人凭什么要帮助你？想想你能带给别人什么样的价值。想好后再去索取别人的帮助，这样才有机会获得你所需要的。

83 放过自己

在我们所受的传统教育里，每个人都给自己赋予了一个梦，一生为之而奋斗。这就是我们老师常说的从小要立志，找好目标并为之奋斗。"面子是中国人的精神纲领"，中国人要面子，要有面子就要出色，要出色就要努力奋斗。我们中国人活得很辛苦，很多人对自己的要求很高，小孩读书要读名校，要托人找关系，花钱还费力。

我们中国人又特别爱攀比，总想钱比别人多，官比别人大，从喝什么酒到开什么车，从结婚到生子，都要攀比。过年的烟花要更响亮，举办的酒席要宾客多，从饮食到衣着，从言谈到举止，无不透露出人们攀比的心态。一个又一个的目标要去完成，一个又一个的心愿要去达成。但没有人是一帆风顺的，一旦在前进的道路上出现问题和阻碍，人与人之间就产生了巨大差异。有些人含着"金钥匙"长大，有些人却还在山区为了生存挣扎。有钱的人渴望更有钱，当官的人渴望官越当越大，永远不满足，心停不下来，人便不能歇息，心不能歇息，如何得到幸福？心都无处安放，何来安心？

我们不妨思考下，我们为什么而活？我们到底能做多大的事情？我们现在的现实处境在一个什么样的位置上？能不能放下一点要求，能不能接受现实中的自己？活在当下，实事求是，给自己一个可以完成的目标，让自己在没有很大压力的情况下可以完成既定目标，对自己好一点，放过自己。

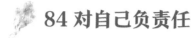 # 84 对自己负责任

　　人要学会对自己负责，你做任何事情都必须要有对自己负责的态度。当你对自己采取负责任的态度时，就会向前看，就会知道自己能做什么，自己当下是一个什么样的状态，量力而行，量体裁衣，这样才能把自己的优势发挥出来。对自己负责的人都不会太依赖别人，也不会老向后看。昨日种种犹如昨日死，今日种种犹于今日生，自己才是自己的救世主，你只需要对自己负责，上天自会对你负责。

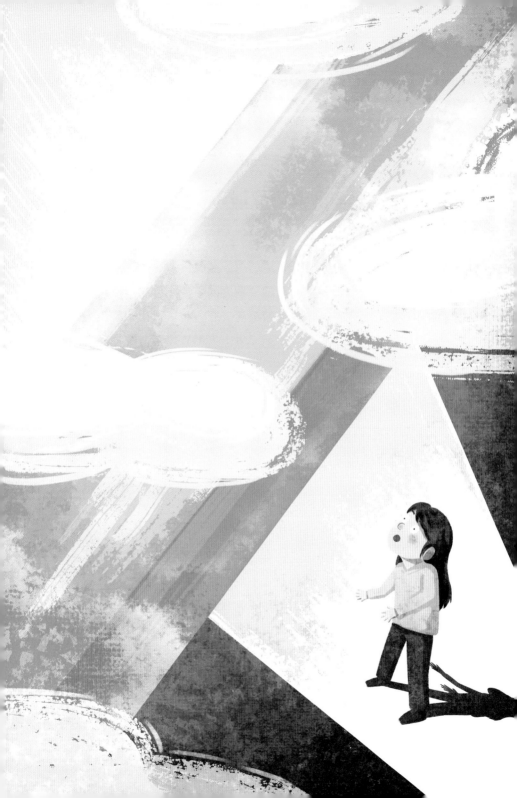

85 不要渴望像别人一样活着

　　人有时候很渴望别人的成就，别人的生活，总觉得别人的都是好的，其实只是你没有走进他的生活。有一句俗话说"越伟大的人越远看越伟大，越近看越害怕"。每个人都有每个人的烦恼，活着都不容易，你看到别人坐豪车，住五星级宾馆，看起来多金富足，满身名牌，穿金戴银，实际上可能他的钱是借来的，车是租来的，因为工作需要不得不进行这些消费。我们见到的、听到的可能只是一种表象，真实的情况我们不得而知，也许我们比他们的日子更好过，也许别人也在泥泞里行走，所以没有必要渴望像别人一样活着。

　　我曾患有胃病，生气的时候胃病也会发作，但现在好多了，因为我的心态平和了，焦虑的情绪就少了。焦虑有两种，一种是有意识的，你知道自己很焦虑，还有一种是没有意识的，你不知道自己有焦虑情绪。很多失眠者都察觉不到自己的焦虑情绪，所以不知道自己为什么失眠。因为人们不知道为什么会失眠，所以在没有学习的情况下，不会排查自己存在的问题，不会自我分析曾经的生活，不知道现实中自己的问题所在。

　　许许多多的人看不清自己，在生活中也没有自律性，盲目地相信自己。就像有些人觉得自己很厉害，很独立，很有见解，但一离开自己所依靠的人之后，却马上又觉得手足无措。所以，我们眼中的自己不是真实的自己，我们首先要认识自己，了解自己。如果你不了解自己，盲目自大，目中无人，自己就没办法跟别人合作，自己也不会放松。因为你不了解自己，不知道自己有什么焦虑情绪，为什么会失眠？所以说无意识的焦虑比有意识的焦虑更加严重，专家把这种感觉不到的焦虑称为压抑性应对者。很多人很害怕焦虑，其实焦虑很正常。很多人都有焦虑的经历，比如考试前的焦虑，体检的焦虑，生病之后的焦虑，生活中遇到问题时的焦虑，所以焦虑是很正常的，很多人都会有焦虑的经历，只是有些人是病态的，有些人是正常的。很多人自认为很强大，觉得自己没有什么可以焦虑的了，觉得自己就是理想中的自己。其实那是一种欺骗自己的想法，就像很多人认为我必须要强大起来，但是活着却很压抑，压力很大，晚上失眠也很正常，因为自己的期望，和自己的现实结果差距太大，所以很焦虑。世界之大，没有必要硬把自己拿着跟别人比，你的痛苦经历在别人眼中可能只是小儿科，有许许多多的人可能比你更痛苦，有许许多多的人可能比你更惨，所以没有必要强迫自己，不要为难自己，做真实的自己，不要想象着一定要像谁一样活着。

86 实在忍不住就发泄吧

　　现在的人越来越焦虑，烦恼越来越多，情绪也会越来越坏，我们经常可以看到，各种纠纷日益严重。人们生活在这样的一种环境中，情绪压抑加上失眠，导致易怒等不稳定情绪。经常压抑自己的怒火，总想做一个有素质的人，做一个宽宏大量的人。但外表的平静却平息不了内心的暗流涌动，很多人笑眯眯地应对他人的时候，心里却在想怎么会这样，其实心里的情绪在发火，所以为什么现在城市里面很多"发泄吧"，就是让你一个人在里面尽情地发泄，砸东西、打拳击，用汗水和那种淋漓尽致的发泄，给自己的情绪找一个出口，发泄出去了，内心可能就会得到一时的平静，失眠症状就有可能得到减轻。心里的问题太多，发泄不出去肯定会有爆发的时候，及时地为自己的情绪找到一个发泄的出口，这是自我疗愈的一种方法。失眠其实有时候也告诉我们，我们在日常生活中肯定有做的不好的地方，告诉我们哪些事情做错了，所以当你觉得自己需要发泄的时候，没必要强忍着，去发泄吧！但是要用正常的发泄渠道，比如打球、跑步等活动。在一个没人的地方大喊，和自己信任的人倾诉，打一场拳击，打一场篮球，酣畅淋漓地出汗等，这些都是发泄的好方法。

87 不要嫉妒和炫耀，做一个内心强大的人

人都有占有欲，只是欲望强弱的差别。人的占有欲如果经常得不到满足，就会产生一种不满意现状，对现实中的自己不自信的心理。看到身边的某人比自己好，体会到"人有我无，人好我差"。在自己的潜意识里很希望将别人的东西占为己有，即使自己无法占有，但为了给自己病态的嫉妒心理一个交代，也要对其想方设法加以破坏，从而才能减轻了自己内心的挫败感，认为只有这样自己才会和对方差不多。

嫉妒是一种消极的心理，严重嫉妒别人的人会说谎、造谣生事，孤立他人也会孤立自己。女人和男人一样，都有嫉妒心理，只有内心强大的人才不会炫耀，而是会隐藏自己的锋芒，做事情谦虚低调，并且把别人的优秀和成就化作鞭策自己的力量，让自己更加优秀。

一个专心在事业上的人，是没有时间嫉妒别人的。嫉妒别人的人，都是没有具体目标的人，才会有许许多多的问题心理。失眠的人也有两个共同点，现实生活中不是很顺利、心里事情特别多。

嫉妒别人，只会伤害自己，对别人没有任何影响。炫耀自己更加没有用，只会让别人远离你，熟悉你的人不用炫耀别人都知道你

的本事，炫耀只会让不了解你的人觉得你是在炫耀自己，从而减轻对你的认可。不熟悉的人你炫耀也没有用，没有人相信你。

不要嫉妒和炫耀，做一个内心强大的人。

88 要有睡得着的自信

我们要有睡得着的自信。睡不着的人，虽然嘴上说自己有自信，但其实他们并没有这种自信，许多为睡好觉在努力的人，他们睡着的可能性很高，也就是说，一定要朝着睡得着觉这个方向去努力，不要被睡不着吓住了。给自己一个小目标，朝着目标努力。有些人说"我睡三四个小时就好了"，这些人有可能睡到六小时、八小时，但一个人如果觉得"我只睡了四五个小时"的时候，他就不可能有6~8小时的睡眠，这是心态和定位决定的。睡不着的人会感到焦虑和紧张，首先得解决焦虑和紧张的情绪，有些人简单地认为睡不着就不睡了，也没什么好大的问题，慢慢也会睡着，其实那只是你的想法，他不可能这样想，他能这样想就不会失眠，就是因为紧张和焦虑所以才失眠，失眠者不像我们正常人这样思考问题，失眠终究是心里出现了问题，他们不接受这种正常的状态，所以我们要换个角度去理解。

每个人都有自卑感，但不是每个人都会被自卑感所感染，导致自己选择错误的道路，失眠就是人们在错误地应对，深刻的孤独感可以产生自卑感。在平常生活中，为了保护自己的安全，过分地在意他人会如何看待自己，心里保持紧张，结果就容易产生孤独感和自卑感。

　　睡觉前不要发火，万一碰到了让你发火的事情，就不要睡觉，把事情想透，慢慢平息一下再睡，有些事情不是说你能放就放得下的，有些放不下的事，就让它跟自己同行吧！失眠的人一定要有几个知心的朋友，要跟这些朋友交心倾诉，在交朋友上面花费点时间对你的睡眠肯定有帮助。

89 条件性失眠

失眠有很多种类型，今天我就给大家讲解其中一种失眠的类型——"条件性失眠"。

有时候突然发生一件重大事情，或者是生活出现重大变故，严重的压力导致我们几天或者几个星期失眠，这种暂时性失眠是由于巨大的压力和变故导致。这是正常现象，但处理不好很可能发展成为长期慢性失眠。有些上年纪的人在做完手术之后会发生失眠，是因为做手术的时候，医生会用麻醉药物。全身麻醉对身体的影响很大，在苏醒过程中会有一段时间神志不清，这使得睡眠条件严重被打乱。手术之后有一段时间的失眠，这很正常，但我们也要引起重视，善于自我放松和调节，很多人没处理好，就发展成长期的慢性失眠。

在失眠过程中，经常在床上辗转反侧，特别是在自己长期睡觉的房间，度过了许多彻夜难眠的夜晚。这使得你一上床就紧张和焦虑，因为在这里你经常失眠，所以从你的潜意识里觉得自己在这里肯定睡不好。当你没有躺上床的时候，你觉得很累，很想睡觉，但当你躺上床以后，你就会觉得睡意全无，越来越清醒，这就是条件性失眠。

还有些人在家里睡得很好，因为家里的床、被子、床单、灯光和家里的摆设都是自己熟悉的，自己躺上床就感觉到温暖和舒适，认为很安全。但到外面换一个环境就睡不好，这种也属于条件性失眠，也就是说把睡眠附加了条件。

　　所以，当你老是在一个地方睡不着的时候，是不是该考虑下换一个环境，那个房间你觉得什么地方最让你不舒服，换上自己比较舒适的床上用品，或者是将床换一个朝向，也许就能睡个好觉。这种条件性失眠可以通过转换环境，转换思维，达到治愈的目的。睡眠专家布钦发明了一种专门针对条件性失眠的疗法，效果非常明显，我们把它称之为"布钦疗法"。在前面我专门介绍了这种疗法，这种疗法针对条件性失眠很有效。

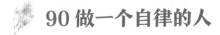 90 做一个自律的人

胸中藏有大志的人，往往是一个很自律的人。一个不自律的人，做事没有章法，没有诚信，得不到外界的认可，从而个人事业很难得到发展，一个人要想成功必先管理好自己的行为。

国共两党在重庆谈判中，蒋介石曾对秘书陈布雷说："毛泽东不可轻视，他嗜烟如命，但他知道我不吸烟后，在同我谈话期间，竟不抽一支烟，可见这个人的自律不同一般。对他的决心和精神，不可小视！"

在工作中自律会让别人觉得你做事稳重，有恒心有决心，别人愿意和你交往合作。在生活中自律会得到一个好的身体，能管理好自己的健康和身材。有一句话说"一个不能管理好自己身材的人，是管控不了自己行为的人"。自律的人，既可怕，又可敬。如果是伙伴，你要跟他学会律己；如果是对手，你要有足够的心理准备和对手较量。

年轻的时候，许多人夜夜笙歌，不思进取，总觉得人生苦短，应及时行乐。到了三四十岁的时候，身体不行了，而家庭的压力也

大了，这才渐渐地发现：以前的每一个不自律的行为，都会给你带来巨大的痛苦，我们不要做欲望的奴隶，自律可以令我们活得更通透。

很多年轻人爱说一句口头禅——"我们要自由"，是的，我们确实需要自由，可自由的本质不是放纵自己，不是无所不为，是有所为有所不为！

91 做一个可以控制情绪的人

情绪和智商情商没有关系，只要是人就会有情绪，但有些人可以控制自己的情绪，这样的人情商肯定很高，如何做到可以控制自己的情绪，到底什么样的人才算情商高呢？心理学家认为有五个维度可以衡量一个人是否具有高情商，五个维度分别为个体内部成分、人际成分、压力管理、适应性成分和一般心境。

1. 个体内部成分

（1）情绪的自我觉知：一个情绪稳定的人，一定有着对情绪的自我觉知能力。在发脾气、抱怨等情绪产生时，能够控制自己的情绪度，绝不会深陷其中。

（2）自信：对自己、对他人都有信心，认为自己可以解决任何事情，可能会遇到自己从未遇到的问题，但是仍然坚信自己肯定能解决。

（3）自我实现：能够根据自身潜能以及客观现实，最大程度地实现自我价值，对自我价值有强烈的认同感。

（4）自尊：能够接纳现实中的自己，无论自己是优秀还是平庸，都能够对自己认可。尊重自己的客观能力，不会因为别人的褒贬而过分生气或者喜悦，对自我存在有深深的认同感。

（5）独立性：个体在成长过程中，能够避免过分依赖他人。在保持基本关系的基础上，能够最大程度发挥自我功能。有较强的自控力，能够引导自己完成既定目标。

2.人际成分

（1）移情：对他人的情绪体验能够感同身受，能够站在别人的角度思考问题。对各种负面情绪有一定的抵抗力，能够坚守内心的情绪稳定性。善于利用移情心理，拉近彼此的关系，完成既定的目标和计划。

（2）人际关系：有稳定、和谐的人际关系，没有明显的人际关系冲突或者矛盾。哪怕遇到分歧，也有能力处理与他人之间的分歧。敢于建立关系，也敢于离开不合适的关系。不会因为离开某人而感到焦虑，更不会过分地疏远他人。能够建立亲密关系，找到适合自己的伴侣。

（3）社会职责：有一定的社会责任感，能够积极履行社会义务。在自己能力范围之内，对需要帮助的人施以援手，有明辨是非的能力。

3.压力管理成分

（1）问题解决：能够在强大的心理压力之下，持续解决问题。不会因为问题有多么复杂而停止思考，不会因为情绪消沉、意志薄弱而自甘堕落甚至自暴自弃。

（2）现实检验：有清醒的现实检验能力，能够从复杂的情绪中跳出来，清醒地观察现实发生了什么。不会以自认为的方式去理解现实，而是能够看到现实中的本来面貌。不会沉浸在幻想中来逃避现实，也不会因为现实与脑海中的期望不一致而感到痛苦，能够积极调整期望与现实的差距。

（3）灵活性：有一定的灵活变通能力，不会因为刻板和僵化的信念而钻牛角尖。能够灵活地完成目标，或者根据自身需要改变既定的目标。一切都是为了成长，为了满足内心的需求。但是方法有很多种，不会执着于固有的方式而放弃其他的尝试。头脑灵活、思维灵活，行事方式也够灵活。

4.适应性成分

（1）压力的耐受性：有一定的压力耐受性，能够承受外界的压力。有着强大而坚定的内心，不会轻易被压垮。

（2）冲动控制力：有一定的冲动控制力，不会因为一时冲动做出不可逆转的事情来。善于利用情绪调节策略，让自己从冲动中走出来。

5.一般心境

（1）幸福感：对自己的现状感到满意，无论处境如何都能够表达肯定的情绪，不会因为现实问题而折磨自己。能够体谅自己的处境，并且给予自己最大的鼓励和支持，以摆脱困境。

（2）乐观主义：有一定的乐观主义，无论身处何种困境，仍然保持乐观的心态。有强大的情绪调节能力，能够从消沉的情绪中调整到温和、平缓的情绪中。能够调动情绪，让自己保持积极的、主动的动力水平，从而提升工作、学习效率。

以上五个部分就是巴昂情绪商数理论。是我们成长的方向，也是我们的目标，要想快速达到这样的境界还是不那么容易，只要我们朝着这个方向努力，知道我们努力的方向，我们就会慢慢接近目标，自我完善。

睡不着的时候，思考下，那些比你更痛苦的人，相比那些在伤痛中成长起来的人，你只是有些睡不着而已。用感恩的心，让自己放松下来，感受到人生的痛苦，感受到痛苦中的甘甜，必然会领悟到当下的意义。我们要正确对待失眠，说不定过段时间我们就会成为一个精力充沛，信心满满的人，那个时候，也许失眠就逃跑了。

恐惧和孤独让人睡不着，害怕睡觉，就像孩子害怕考试一样。对于这份恐惧和孤独，失眠者表面可能察觉不到，但是，潜意识会通过失眠或者做噩梦这些形式传达给失眠者。只要内心深处有恐惧和孤独存在，人们就会难以入眠。

活在当下，接受现实中的自己，和失眠做朋友，与失眠共存，才能打败失眠，才能睡个好觉。

心动才有行动，
行动就有结果，
无数个结果就是你的命运。

92 焦虑

心理学家对焦虑情绪的总结大致相同，焦虑主要表现为过度担心的心理体验，持续性出现莫名其妙的焦虑、不安和恐惧。躺在床上时大脑高速运转，平时没有耐心，经常心烦意乱，仿佛马上就要发生什么不幸的事情，对别人或者做事情时都处于高度警觉状态。

不同的类型其症状也有所不同：

1. 广泛性焦虑障碍

主要表现为对可能发生的许多事情，感觉到有某种危险，对未知恐惧，过度担心。

2. 社交焦虑障碍

主要表现为处于被关注时，可能被评论的情境中，会产生不恰当的焦虑。

3. 惊恐障碍

主要表现在日常活动时突然发作，突然害怕、忧虑、不安和一种大难将至的感觉。躯体症状表现为严重焦虑，呼吸系统、神经系统、泌尿生殖系统、心血管系统等都会有反应。出汗、心悸、胸闷、口干等，还有可能发生阳痿早泄、月经不调、尿频尿急等症状。严重者有四肢麻木、手足抽搐等情况发生，在行为上会有坐立不安、表情不自然、肌肉紧张、气促、心悸、胸部不适、腹部不适或疼痛等症状。

93 冥想

　　给大家推荐一种新型运动——"冥想"。冥想是一种新的运动形式，这种运动受佛教思想启发，鼓励参与者专注于"当下"，希望能减少压力，提高生活效率。冥想可以训练自己的智力和专注力，从而忽略失眠带来的痛苦，逐渐淡化失眠的反应，冥想已经越来越被世界所认可，乔布斯从 20 世纪 70 年代开始就用冥想来训练自己的大脑，篮球运动员科比每天用冥想来保持身体状态。现在许多地方开设了冥想研究所，像谷歌这种全球顶尖企业都在推行全员冥想，好莱坞明星也热衷于参与冥想，因为这种训练方法对一个人专注力的提升，会有无法想象的效果，特别是思考力、创造力、保持快乐的能力等都是目前各大企业培训的重点，这些都是真正的核心竞争力。

　　冥想对端粒体和寿命的延长有巨大作用，这种训练超级大脑的方式目前非常流行，这种运动也很简单，非常容易学习掌握，每天坚持十几分钟就可以了，坚持三天后你就会感受到它带来的变化。

　　我们要有感知幸福的能力，训练我们的专注力，这些都是非常有必要的，要学会训练自己的大脑，等你把大脑训练好了，失眠的问题就会迎刃而解。

冥想运动对我们的身体从内而外都有好处，特别是失眠者可以从冥想运动中得到身体的放松，对事务的专注力得到提高，对自我疗愈失眠有非常重要的意义。

我们可以从网络上下载冥想视频自我学习，也可以自己制作视频，在做冥想运动时播放。我以前学习过寂静法师的冥想教学视频，下面就把寂静法师的教学视频原文摘录如下：首先把以下文字用中低音有感情地朗读出来，在朗读的时候配上舒缓的轻音乐，钢琴曲为最佳，用录音机录下来。

（朗读配乐）

轻轻地闭上眼睛，

让身体放松，

把心放空，

感觉自己非常幸运，

感觉自己非常幸福，

感觉自己就是宇宙中心，

整个宇宙无尽的光明都在向我们聚集，

整个宇宙无尽的美好都在向我们聚集，

整个宇宙无尽的能量都在向我们聚集。

把身体放得非常的松，

感觉自己非常的幸运，

非常的满足，
非常的幸福。

感觉自己是宇宙的中心，
宇宙无尽的光明就在向我们聚集，
宇宙中无尽的爱和慈悲在向我们聚集，
宇宙无量无边的能量在向我们聚集。

想象是一种力量。

宇宙中无量无边的营养也在向我们聚集，
我们身体所缺乏的营养都会在这个时候补足。

宇宙中无量无边的智慧在向我们聚集，
宇宙中无量无边的财富在向我们聚集，
宇宙中无量无边的喜悦在向我们聚集，
宇宙中无量无边的功德在向我们聚集。

我们知道自己真实身份了，
我们就是宇宙，
宇宙就是我们；
我们就是爱，
爱就是我们；
我们就是光明，
光明就是我们；

我们就是智慧和财富，
财富智慧就是我们。

宇宙中无量无边的药物，
我们所需要的药物在向我们的身体聚集。

我们好满足，
好幸福。

我们非常的陶醉，
非常的超脱，
非常的自在，
每一个细胞都健康、光明、活力而年轻。

特别去想象我们身体需要关心的部位，
想象那个地方非常的光明，
非常的健康，
想象身体的那些细胞非常的幸福。

那些所谓生病的细胞它们都笑了，
它们说原来这是一场误会，
我现在才知道我的身份。

那些细胞就像一个烦恼的人突然发现了财宝，

突然心中明了一样，

立刻就欢喜了，

不欢喜的细胞立刻欢喜了，

不健康的细胞立刻健康了，

衰老、老态龙钟的细胞立刻变得年轻充满活力。

深深地吸一口气，

把宇宙浓缩进来，

然后让我们的意识回到我们的身体中，

但是我们知道这个身体就是宇宙的缩影。

感觉自己非常的幸福，

这种幸福都抑制不住，

喜悦抑制不住，

从我们的嘴上、脸上每个细胞流露出来，

嘴巴都合不拢了。

非常的幸福，

从来都没有过的幸福，

自己都忍不住了，

忍不住，

忍不住的喜悦。

　　录制好音频，接下来就开始体验奇妙的心灵冥想旅程。选择一个自己认为很舒适很安静的环境，找到自己最舒服的姿势坐下来。

开始体验前，有两个注意事项，播放录制好的音频时，放松下来，你要跟随冥想语言的引导进入到一个放松专注的状态下，冥想是一种非常安全的运动，可以放心体验。

94 相信"相信"的力量

　　你相信什么就可能会发生什么，这是吸引定律。就像一个人总认为自己很有能力，许多事自己都能摆平，对生活充满热爱，在平时生活中，这种人自信满满，意气风发，因为他相信自己。有些人认为自己生活肯定充满困难，坐车怕撞出门怕摔，交朋友怕别人不真诚，那这个人的现实环境肯定是一个危机四伏的状态，稍有不慎，可能真的会出事，这就是人的思想和现实的一致性。人与世界也是相互吸引的，人都是选择性地看待这个世界。人们只会留意自己相信的事物，而对于自己不相信的事情，不会留意甚至视而不见。所以我们所处的环境现实是我们思想吸引过来的，一个人的思想是消极的，那他所处的环境也是消极的，一个人的思想是积极善良的，那它所处的环境也是积极或者善良的。所以我们要相信自己，相信自己所做的一切，控制自己的思想，朝着积极善良的方向去思考，相信这一切都会给自己带来好运，相信"相信"的力量。

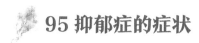

95 抑郁症的症状

心理学家总结了抑郁症的症状：

1.情绪低落

自我感觉到的情绪低落，认为很痛苦，生活没有希望，自己长期不开心，认为没人关心自己。甚者觉得度日如年、生不如死，常常愁眉苦脸、唉声叹气。几乎每天都存在低落的心境，一般不随环境变化而变化。

2.兴趣减退或快感缺失

凡事都提不起兴趣或是兴趣下降，对以前的爱好丧失热情，失去了体验快乐的能力，不能从平日从事的活动中收获乐趣。即使有一些简单的活动比如看书等，其主要目的也只是消磨时间，无法从中获取快乐。

3.心烦、紧张、胡思乱想、担心发生意外等

觉得自己反应迟钝、思考能力下降、决断能力下降、言语减少、语速变慢、音量降低，严重者连交流也会出现障碍。记忆能力下降、注意力不集中、信息加工能力减退、对自我和周围环境漠不关心。

严重时感到无用、无助和无望。对自己以前犯过的一些错误，有深深的内疚感，认为自己有罪，肯定会受到惩罚。

4.严重的抑郁患者常伴有自杀的消极想法和行为

自杀观念很顽固、经常出现在脑海中，对自杀的行为计划周密、难以防范，自杀行为是抑郁障碍最严重的、最危险的症状。反应迟钝、活动减少、生活懒散、疏远自己的亲友、基本上不社交，在行为上表现出焦躁不安、很难控制自己的行为，严重者可能出现幻觉或妄想等症状。

5.经常入睡困难，多梦易醒、睡眠感缺失等

伴有严重的失眠，抑郁情绪常常在早上加重，在下午有所减轻，对性生活排斥，严重者无法过性生活。

6.其他非特异性躯体症状

有心慌、胸闷、恶心、呕吐、口干、尿频、尿急等多种表现。

96 战胜失眠的步骤和疗法

　　当你看到这一章节的时候，你已经了解了失眠和掌握了自我疗愈失眠的知识。我们再次重复日本加藤谛三老师总结失眠的一句话："失眠就是我们在错误地应对孤独和烦恼时产生深刻的自卑感导致的，我们过于在乎别人的感受，让自己内心保持紧张和不安状态，其结果就是更加地孤独和烦恼，最终导致失眠"。那么是什么让我们烦恼和孤独呢？前面讲了什么导致了我们的失眠，是什么问题导致了我们的烦恼和孤独？把这个问题搞清楚就是治疗失眠，自我疗愈的关键所在。

　　根据我们前面讲的知识，制订自我疗愈的步骤方法如下：

　　（1）首先了解我们为什么失眠？是身体原因还是心理原因导致的失眠？排除身体疾病引发的失眠后，我们进行以下疗愈步骤。

　　（2）了解我们失眠是从什么时候开始的？了解开始失眠的那段时间我们自己身上到底发生了什么事情？答案就是引发失眠的原因。

　　（3）我们了解了失眠的原因是心理烦恼、紧张和焦虑导致的，那这些紧张、焦虑和烦恼又是什么原因导致的呢？答案一定就是我

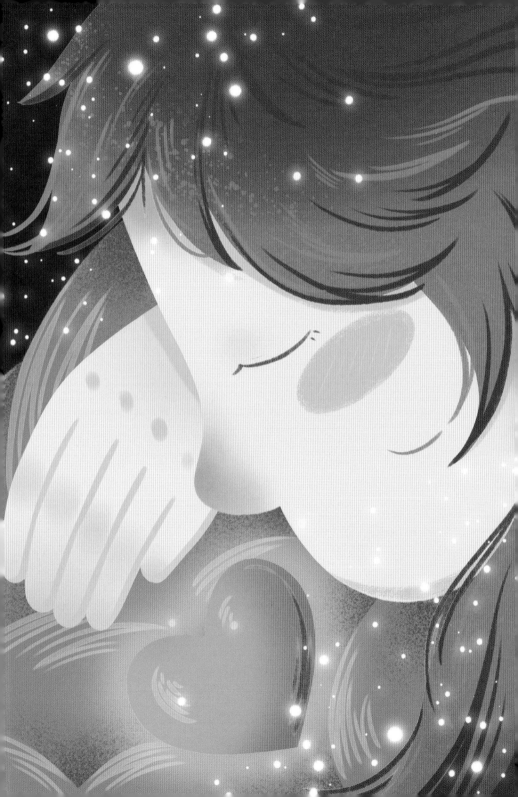

们现实生活中出现了问题才导致了我们心理问题的出现。

以上三点就知道自己失眠的真正原因，接下来就是解决这些问题，首先是什么原因引发的心理问题才是解决问题的关键，我们的烦恼和紧张、焦虑的情绪，其实就是我们生活中出现了问题，解决这些问题就是解决失眠的根源所在，但我们不一定能解决我们生活中发生的问题，比如说"我们生意亏损几十万甚至几百万，我们没有能力一下子还清借款"，"比如家里出现重大问题导致了我们欠上巨额债务""或者是家人患上重大疾病自己一下子陷入了困境中""或者是自己身体出现了重大问题"等问题出现，我们没有办法很快解决的时候，我们肯定会焦虑不安，紧张和烦恼。但是，我前面说过美国人的一句谚语"打不过的敌人就是朋友"，这句话的精髓就是我不能解决的问题，就和该问题和解，就允许这些问题和自己同行。自己慢慢地放下，同时也要放下的是自己那点面子。和失眠同行，和失眠共存，就是和引发失眠的问题和解，就是问题在没有解决的时候自己从心里慢慢地放下，不当作是自己的催命符，放过自己，接受现实的自己，活在当下，全面评估自己的现状，制订好自己的近期目标和远期目标，和问题同行，和问题和解，做回真实的自己。

我们和生活中自己暂时解决不了的问题和解，就是迈出了自我疗愈的第一步，迈出第一步很重要，只要这一步我们能迈出去，接下来我们的自我疗愈就简单了。前面说过，松弛疗法的好处，解决了第四点的问题，我们不间断地做松弛疗法，自我放松，失眠就会很快得到缓解。

记录失眠日记，每星期失眠几个晚上，失眠的夜晚我们睡了几小时？当天发生了什么事情？是否睡前吃安眠药？吃的量有多少？没有吃药能睡几小时？吃药后能睡几小时？休息日的睡眠情况等都要记录清楚，对失眠日记进行评估。

学习和习惯腹式呼吸。腹式呼吸对身体各方面都有很大的帮助，能及时吸进清新的空气，呼出体内的浊气，能快速自我放松，快速让心安静下来。

交几个真正的朋友，用心花时间才能让对方感觉到你的真诚，人的一生中有几个知心的朋友，能在你的人生低谷时听你倾诉，为你加油，在你需要的时候安慰你、帮助你。

注意自己的着装，让自己对自己的外在形象注意起来，不注意外在形象的人，对生活不积极，说明内心消沉，思维消极，要改变自己的内心，转换思维，自我放松，不断进行松弛疗法，习惯用腹式呼吸的方法呼吸，不间断的自我放松疗愈，失眠最终会自己消失。

爱自己的家人；爱是种力量，我有切身体会，在我事业最低谷的时候，就是对家人的爱让我振作起来，爱的力量无坚不摧，爱的力量可以战胜一切困难。

后 记

前段时间，我在目前最火的短视频平台"抖音"上面针对性地选看了传播心理知识方面的"大V"账号，看到了许许多多的朋友正在为失眠而苦恼，现在的时代人们生活在紧张、焦虑之中，心理问题频发，焦虑、抑郁、紧张等情绪问题越来越普遍化，心理问题正在伤害着我们大家的健康，最关键的问题是，目前社会还不是很重视心理问题的治疗，心理问题和身体问题一样，都需要专业的、针对性的治疗。特别是失眠，我国有一亿多人正经受着失眠的折磨，为此，我决定把我所学习到的知识和大家分享，我系统地讲解失眠是在什么情况下诱发的，如何解决心理问题，如何让自己睡个好觉，如何让自己自信、心情愉悦地面对生活，如何正确地思考问题，扶正思想上的思维岔路，有一个健康的心理才会有正确的行动，最终也才会有一个让自己满意的人生。

失眠者一定要先全面检查身体，要知道自己的失眠是身体出现疾病引起的，还是由于自己的心理问题引发的。如果通过全面体检身体没有问题，晚上还是难以入睡，经常躺在床上辗转反侧，或者一晚上要醒很多次，而且白天感觉很累，长期的或者阶段性的失眠，就是心理的原因引起。明白了自己的失眠是心理原因导致的还不够，要搞清楚为什么心理出现了问题才是重点。心病还需心药治，在失眠的夜晚问自己，自己从什么时候开始失眠？开始失眠的那段时间在自己的身上到底发生了什么事情？得出的答案就是导致失眠的罪魁祸首。

了解为什么失眠？是不是心理问题引发的失眠？是治疗失眠的第一步，了解失眠比治疗失眠更为重要，如果你不了解自己为什么失眠，那你的失眠也很难治愈，必须要找到根源所在，连根拔起，才能解决问题。对于失眠的人来说问题都出于自己的内心，但在失眠之前，我们是否就已经有许多的烦恼呢？了解清楚为什么我们要烦恼？什么事情让我们烦恼？其实失眠者大部分是在生活中出现了问题，才导致心理的问题，心理问题导致失眠。这个过程才是治疗失眠的关键，解决失眠的问题要先解决心理问题，要解决心理问题就要先找出引发心理问题的原因？解决掉引发心理问题的根源才是解决心理问题的关键，最终才能解决失眠的问题。

我和失眠斗争了5年，我深深体会和领教了失眠对于一个人的危害。写这本书的目的就是希望失眠的朋友在失眠的夜晚有一个人、一本书可以为他指引自我疗愈的道路，有一个人与他同行一起战斗，在失眠的夜晚可以为自己做一些有益的事情。希望天下人都能够不害怕失眠，都可以战胜失眠，要战胜失眠其实就是要战胜自己。所以，和失眠做斗争，就是和自己战斗。

陈湘